自我疗愈
心 - 理 - 学

应对各种日常心理问题的策略

U0242104

倪彩 著

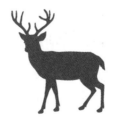

中国纺织出版社有限公司

内 容 提 要

每个人都可能会出现心理困惑，这是再正常不过的事。只是，很多人未能及时觉察情绪或心理上的异常，或是在内心深处对心理问题存在歧视和偏见，并伴随强烈的"病耻感"。恰恰是这种错误的认知，阻碍着很多人直面问题，让疗愈之路变得漫长而艰难。本书的初衷在于，帮助读者正确认识心理问题，掌握一些简单可行的自我疗愈策略，以缓解情绪上的痛苦，防止问题变得更加糟糕。同时，也让读者放下偏见，在必要的时候，寻求社会支持和专业帮助。

图书在版编目（CIP）数据

自我疗愈心理学：应对各种日常心理问题的策略 / 倪彩著. —北京：中国纺织出版社有限公司，2021.5
ISBN 978-7-5180-8418-0

Ⅰ．①自… Ⅱ．①倪… Ⅲ．①心理健康—通俗读物 Ⅳ．①R395.6-49

中国版本图书馆CIP数据核字（2021）第046294号

策划编辑：郝珊珊　　责任校对：高　涵　　责任印制：储志伟
中国纺织出版社有限公司出版发行
地址：北京市朝阳区百子湾东里A407号楼　邮政编码：100124
销售电话：010—67004422　传真：010—87155801
http://www.c-textilep.com
中国纺织出版社天猫旗舰店
官方微博http://weibo.com/2119887771
天津千鹤文化传播有限公司印刷　各地新华书店经销
2021年5月第1版第1次印刷
开本：880×1230　1/32　印张：6.5
字数：168千字　定价：49.80元

每一个生命都有自我疗愈的能力

回顾过往的岁月与经历，愈发深切地感受到学习心理学，是最值得庆幸的事情之一。

这份"庆幸"涵盖着三层意义：其一，能够及时觉察到自身的情绪变化与心理状态，懂得在潜意识层面找寻问题根源，做出积极的调整；其二，结识了一群志同道合的心理学伙伴，彼此之间可以相互谈心、相互发现、相互学习、相互帮助；其三，对心理咨询有客观正确的认识，在必要时寻求专业人士的帮助，避免自己在负面情绪的旋涡中越陷越深。

踏入心理学领域时间越久，越能深刻地感受到，这个世界上不存在"超人"，也没有谁能够轻松推脱生活带来的种种考验。即便是心理医生或专业咨询师，也没有一身足以抵挡各种心理困扰的万能铠甲。他们与千千万万的普通人一样，也会有自己的困难和苦恼，乃至意志消沉的时刻。但与普通人有所区别的是，他们更容易正视自己的问题，并借助各种方法克服自身的弱点，这不仅仅是出于专业知识足够扎实，也是出于职业伦理道德的要求。

在面对来访者时，心理医生或咨询师自己的情绪不能太差。如果一名心理医生或咨询师刚刚经历了丧失，且并未处理好自己的创伤，那么他去治疗一位沉浸于丧失中不能自拔的患者，就是一种不道德且有欺骗性质的行为。如果他们经历了丧失的痛苦，并成功战胜了痛苦，这种经历会让他们更容易对来访者产生共情，并更懂得运用处理此类问题的技巧。

看到这里，不少人可能会心生疑惑：如果不是心理医生或咨询师，也不具备丰富扎实的医学、心理学知识，是否就意味着无法进行自我疗愈呢？不，答案绝非如此。

前面讲述的所有，一方面是想呈现一个客观事实：无论是普通人还是心理医生或咨询师，都可能会出现心理困惑，这是再正常不过的事，只是他们更容易及时觉察情绪或心理上的异常，并积极地找寻自我救赎之道；另一方面是想强调一个客观现状：多数普通人在内心深处对心理问题存在歧视和偏见，认为这是一种无法对外界言说的东西，并伴随强烈的"病耻感"。恰恰是这种错误的认知，阻碍着很多人直面问题，让疗愈之路变得漫长而艰难。

撰写这本书的初衷，也是因为考虑到了这一点。很多人在遇到心理问题之初，最先想到的不是求助于心理医生或咨询师，而是尝试找寻自我排解的方法。不止一位来访者问过我："这个问题我不找咨询师的话，自己能解决吗？"在这个问题上，我持积极肯定的态度。

美国精神分析学家卡伦·霍尼曾经做过一个比喻：如果把解决问题比喻成翻一座大山，那么比较理想的情况是，心理咨询师充当着一个向导的角色，帮助人们指出一个最佳路线。疗愈是一条艰辛的路，怎么走都无法避开痛苦，自助与他助的唯一区别就在于，走的弯路多与少。即便你选择了那条弯道较少的路，也不过是少了一些艰辛而已。

再退一步说，找到一位比较有经验的向导，在探路的过程中获得必要的支持与帮助后，最终的路途依旧还要自己去走。对方只是一个向导，给你一些提醒，帮助你发展自己的能力。这一点，在初次走进咨询室时，心理咨询师就会明确告诉你，心理咨询是助人自助的工作。他们会帮你擦亮心灵的镜子，照见真实的自己，助你提升自我疗愈的能力。

人活一世，谁没有迷茫痛苦的时刻呢？但无论发生了什么，请你相信：每一个生命都有自我疗愈的能力，犹如身体受了伤可以自我愈合一样。只是，受困于创伤与思维局限中时，我们往往沉浸在沮丧、抑郁、孤独、恐惧乃至轻生的念头中，无法启动疗愈身心的能量，任由入侵头脑的虚假信息控制一切。

请花一点时间，静下心来读读这本小书吧！它不是鸡汤，却比鸡汤更能滋养身心。希望透过这本书，帮助有心理困惑的朋友们树立一个全新的认知：有心理问题不可怕，也不可耻，怕的是不敢去正视它，只是耗费心力去隐藏它，而直面才是改变的开始。本书提到的每一种心理问题都是日常生活中极为常见的，能够让大家对日常的心理问题有一个正确的了解和认识，并掌握一些简单可行的自我疗愈策略，以缓解情绪上的痛苦，防止问题变得更糟。

岁月漫长，学会自我疗愈，唤醒生命的力量。

目录
Contents

自测　你对心理健康的认识有多少

人心都像一个玻璃杯，出生时干净透明，一尘不染。慢慢地，与养育者朝夕相处，与生活发生碰撞，玻璃杯不可避免地沾染各种各样的印迹，甚至可能变得残缺或是被摔碎。没有不曾遭遇过挫折的人，也没有毫无缺点与瑕疵的人，只是有些人能够与自身的阴影和平相处，知道怎样排解苦闷的情绪；而有些人却是表面上装得一切正常，或在别人看来活得无比灿烂，真实的心理状态却是另一番样子，甚至糟糕得一塌糊涂。两者的不同选择，直接决定了个人生活质量的好坏，以及自我价值的实现程度。

为什么会出现这样的差别呢？一个重要的原因就是，当人们发现身体出现不适症状时，会立刻判断出自己生病了，并知道该去找哪一科的医生面诊；而当心理出现不适的症状时，却不知道该怎样进行自我检测，看看自己的心理健康程度如何。该借助哪些方式进行自我疗愈？还是必须寻求专业医生的帮助并配合药物治疗？

鉴于此，在正式开始阐述生活中常见的各类心理问题之前，我们有必要了解一些与心理健康相关的专业知识，了解一下心理健康标准。这样的话，当自己出现了某些负面情绪、心理不适或其他异常症状时，可以有效地进行自我检测，及时地采取有效的措施。

◆ 问题1：怎样衡量自己的心理是否健康？

心理健康，包括着两层含义：其一，没有心理疾病，个体的自我情况良好且与社会契合和谐；其二，保持一种积极发展的心理姿态。那么，怎样衡量一个人是否心理健康呢？就个人而言，我比较认同美国心理学家马斯洛与米特尔曼提出的心理健康的10条标准，它阐述得相对详细而具体：

（1）充足的安全感。

（2）充分了解自己，并对自己的能力做恰当的估计。

（3）生活的目标符合实际。

（4）与现实环境保持接触。

（5）保持人格的完整与和谐。

（6）具备从经验中学习的能力。

（7）能够保持良好的人际关系。

（8）适度的情绪表达与控制。

（9）在不违背社会规范的条件下，对个人的基本需求做恰当的表达。

（10）在集体要求的前提下，较好地发挥自己的个性。

上述的10条标准，详细地阐述了心理健康的定义。如果符合以上的10条标准，那么个体的心理健康状态还是不错的；如果大部分或者几乎无法达到这些标准，就要警惕心理可能已经处于亚健康状态或者已经产生心理疾病了。

◆ 问题2：所有的心理问题，都是心理疾病吗？

很多人刻意忽视或回避心理问题，有很大一部分原因是对心理问题认识得不够全面。事实上，并非所有的心理不适都属于心理疾病，心理健康问题是分层次的：

· **心理困扰**

心理困扰，是由于个人心理素质（如敏感、追求完美）、刺激事件（如大考失利、婚恋受挫、晋升失败）、身体不良状况（如身体疾病、长期熬夜、过度劳累）等现实因素引起的不良情绪反应。

心理困扰的主要特点体现在三个方面：其一，持续时间较短，往往一周内能够得到缓解；其二，对社会功能的影响较小，个体会有痛苦感，但可以维持正常的工作学习和生活；其三，个体多半可以借助休息、娱乐、倾诉等方式让心理状态得到改善缓解。

· **心理障碍**

心理障碍，是指有明显的个性偏差，伴随一些轻度的心理刺激因素，出现持久的、较大范围的情绪障碍，即便没有刺激性社会因素，当事人也会出现情绪烦恼。

心理障碍的主要特点体现在四个方面：其一，心理活动的外在表现与其生理年龄不符，或反应方式与常人不同；其二，对障碍对象，如敏感的事、物、环节等，存在强烈的心理反应，包括思维或动作行为；而对非障碍对象可能表现得比较正常；其三，对个体的社会功能影响较大，使个体无法按照常人的标准完成既定的社会功能；其四，此状态者很难通过自我调整解决根本问题，需要心理医生的指导和帮助。

· **心理疾病**

心理疾病，是指有明显的生物学因素，出现认知、情感、意志行为等心理过程的障碍，精神活动与环境不协调，并伴随明显的躯体不适感，当事人往往无法自己识别和调节，这是大脑功能失调的外在表现。

心理疾病的主要特点体现在四个方面：其一，心理反应强烈，可能会出现思维迟缓、记忆力下降、判断失误、情绪低落、强烈的痛苦感、焦虑感、意志减退，出现退缩、重复动作等异常行为；其二，由于中枢控制系统功能失调，可能会引起明显的躯体不适感，如食欲不振、心慌胸闷、头晕等；其三，个体的社会功能严重受损，个体痛苦感强烈，很难顺利地完成既定的社会功能；其四，此状态者很难通过自身调整和非心理科专业医生的治疗而康复，一般需要采用心理治疗与药物治疗相结合的综合治疗手段。

◆ 问题3：是哪些因素影响着我们的心理健康？

通常来说，影响个体心理健康的因素主要来自三个方面：

· 生理因素

心理是大脑的机制，大脑是心理活动的器官。所以，当机体出现损伤或患病时，往往就会引起适应不良的心理变态。同时，心理障碍也跟生化有关，如果中枢神经递质中的乙酰胆碱、去甲肾上腺素、多巴胺等物质出现代谢异常，都可能会诱发心理障碍。另外，心理疾病也跟遗传因素有关，特别是精神分裂症、躁狂性抑郁症等疾病，受遗传因素的影响比较明显。

· 心理因素

当环境条件发生变化，个体心理受到影响，也可能会出现心理与行为的异常。

在心理因素致病作用的问题上，学术界形成了以下三个学派：

第一，以弗洛伊德为代表的心理动力学派，该学派认为导致心理变态的动力学原因是被压抑的情绪和心理冲突。个体在无意识中隐藏着被压抑的冲动和本能欲望，由于社会道德、规范的限制，它们无法得到满足。当遭遇了某些外界条件的刺激，无意识的矛盾和冲突就会释放出来，致使个体出现心理和行为的异常。

第二，以华生为代表的行为主义学派，该学派通过实验的方法对人的行为进行研究，观察刺激和反应，总结出这样的观点：人的行为是通过学习和训练获得的，心理变态的表现可以被看作是学习到的异常行为。

第三，以罗杰斯为代表的人本主义学派，该学派认为人具有自我实现的需要，同时也有自我实现的潜能。在遭受了巨大的挫折后，内在的潜能无法正常发挥，这时候人就会产生自我防御和失调现象。罗杰斯还认为，人在自我实现的过程中很看重自我价值，渴望得到他人的肯定与尊重，如果自尊受到损害，人格的正常发育就会受阻，继而出现心理和行为的异常。

· 社会文化因素

生物学因素决定了心理现象的发生与存在，而社会文化因素则决定着心理现象发生、发展与变化的方向。所谓社会文化因素，包含社会制度、经济条件、伦理道德、教育程度等。

新精神分析学派的代表人物卡伦·霍尼，在其著作《我们时代的神经症人格》中详细地论证了文化因素与神经症形成之间的关系。她认为，人的各种倾向与追求，人所受到的压抑和挫折，人的内心冲突与焦虑，所有这一切都因文化的不同、时代的不同而不同。我们的情感与心态，在很大程度上取决于我们的生活环境，取决于不可分割的文化环境与个人环境。感兴趣的朋友，不妨读一读这本书，我们在此就不做过多的赘述了。

了解了这些基本的心理科学知识，可以帮助我们对自身的心理健康状态有一个大致的判断，并且能够客观正确认识心理问题出现的原因。具备了这样的基础认识以后，我们更容易理解和掌握正文中详细阐述的各类心理问题及应对策略。

在阅读本书的过程中，真心地希望你能够勇敢地卸下防御，诚实地面对自己，正视那些一直以来你不愿碰触却总是隐隐作痛的阴影。亲爱的，这个世界没有十全十美的人，你不是，我不是，他（她）也不是，但我们都可以努力成长为一个完整的自己。

自我疗愈的征程，就此开始。你，准备好了吗？

Part 01

自卑 | 为什么总觉得自己不够好

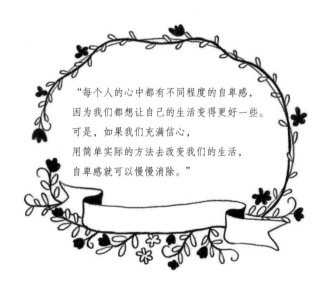

"每个人的心中都有不同程度的自卑感，
因为我们都想让自己的生活变得更好一些。
可是，如果我们充满信心，
用简单实际的方法去改变我们的生活，
自卑感就可以慢慢消除。"

〔案例呈现〕优秀的自卑者

第一次见到Cathy，印象特别深刻。她皮肤白皙，身材清瘦，穿着一袭白色的棉布裙，乌黑顺直的长发整齐地披散在肩上，宛若一朵清美的玉兰花。不止如此，她举止有礼有节，说话温润柔和，且条理清晰，足以见得是一位内在也极有修养的女性。然而，这个外表精致、情绪温和、谈吐有序的女性，开口的第一句话却是："我很自卑，希望您能帮帮我。"

通过几次的谈话，Cathy把她过往的那些经历碎片，逐渐拼凑成了一幅完整的画面。

Cathy自幼父母离异，母亲因为工作原因，不能把她带在身边，便寄养在舅舅家，每月支付一笔不小的费用。虽说是亲舅舅，可毕竟寄人篱下，舅舅或舅妈一个不耐烦的眼神，一个不悦的表情，都会让Cathy神经紧绷，哪怕对方的糟糕情绪并不是因她而起。

舅舅家的表妹，比Cathy小一岁，两人一起同住、一起玩，小孩子之间偶尔也会闹不愉快，表妹可以任性哭闹、向父母撒娇告状，而Cathy就算是受了委屈也默不作声，因为妈妈每次都在电话里叮嘱她："要听舅舅和舅妈的话，不要跟妮妮（表妹）吵架。"

本该是肆意绽放童真的年纪，Cathy却生活得小心翼翼。为了让妈妈放心，让舅舅和舅妈也认可自己，Cathy把学习当成了唯一的救命稻草。她是班里公认的学霸，多项比赛都拿过奖，从小学升初中到高中考大学，一路重点，以高分进入名校。

外语出色的Cathy，毕业后在一家知名的培训机构做英语教师，业绩非常出色，深得领导的赏识。现在的她，有不错的工作和收入，按揭买了一个小房子，不需要再寄人篱下，在外人眼里是一个令人羡慕的优秀女性。可鲜少有人知道，Cathy的内心深处始终住着一个自卑的"小女孩"，她经常不受控制地去否定自己。

这份自卑犹如一个深深的黑洞，逼着Cathy用各种努力去填补，却怎么也填不满。

她说："似乎只有我比别人做得好很多，心里才觉得踏实。我在同事和领导面前一直谨言慎行，生怕自己哪句话说错了，或是哪件事做得不恰当，惹人讨厌。我一直觉得自己要足够优秀，才能被人喜欢。在谈恋爱这件事上也一样，我不敢接受那些条件比自己好的男生的追求，我担心他们不会喜欢真实的我，也害怕将来有一天会被他们抛弃……我承受不了。"

这就是Cathy的心理症结，明明已经很优秀了，却未曾体验过自信满满的人生。即便已经被自卑折磨得心力交瘁，却依然要求自己以精致到一丝不苟的形象出现在咨询室里。一贯对优秀的追求已经完全地占据了她的身心，而优秀又没能为她带来任何价值感和意义感。

🦌 决定自信的不是优秀，是内在的自我

明明已经有条件、自我感觉良好了，为什么还是感觉自己不够好？

这几乎是所有自卑者的内心独白，为了摆脱这份煎熬，他们往往会像Cathy那样，选择让自己变得更加优秀、坚强、独立。然而，这种心理补偿的方式，却无法解决根本问题，还会让自卑者陷入往复循环之中，继而引发焦虑和抑郁。

为什么想尽办法变优秀的方式，无法让人摆脱自卑呢？

因为自卑与自信，都源于自我认知这一心理根源，即一个人对自己的认识程度以及接纳程度有多深。换句话说，一个人自卑还是自信，跟他（她）优秀与否，完全是两件事。如果试图用外在的优秀去补偿内心的自卑，就如同自己有一个短板摆在那里，却非要拼命地发展自己的长板，希望借此改善那些不好的感受。

我们也看到过，有些人外在条件非常普通，可他们却表现得充满活力与自信。无论他人给予什么样的评价，他们依然自我感觉良好。遇到这样的人，自卑者的内心会涌现出一种复杂的情绪，既感到愤怒又充满羡慕：我丝毫不比他（她）差，为什么活不出他（她）的自信？

这个疑问中，恰恰藏着问题的答案：一个人不是非要足够优

秀、成就突出，才有资格自信；也不是不够优秀、不够完美，就得自我批判、自我羞辱。当一个人把自信条件化的时候，他永远也不可能获得真正的自信。

自信建立在自我接纳的基础上，而自卑的人在内心深处并不接纳自己，甚至对内在自我充满了怀疑与否定，他们需要通过外在的优秀去摆脱不良的内在自我体验，并相信只要自己足够优秀，内在自我就会脱胎换骨。自信的人则不一样，即便遭遇了不愉快的经历，他们也会客观地进行归因，而不是一味地否定和羞辱自己。在他们的认知中，那个内在自我始终都是好的、被认可的。所以说，真正决定自信的不是一个人优秀与否，而是他有没有一个稳定的内在自我，以及良好的内在信念。

两种内在自我与内在核心信念的差别，到底是怎样形成的呢？

每个人最初都是以他人为镜来认识自己的，特别是自己身边最亲近的人、最具权威的人，如果他人对自己做了较低的评价，就会影响到个体对自己的认识。在这样的情况下，个体很容易给自己消极暗示，在面临新局面时，首先会衡量自己是否有能力应付，甚至尚未尝试就认定自己不行，继而不敢放开手脚，限制了潜能的发挥。结果，就真印证了"我不行"的预言。另外，遇到挫折，或是本身在生理方面存在缺陷，也可能会让个体产生自卑感。

我们着重谈谈，早年的成长经历对个体产生自卑感的影响。当个体与养育者在互动的过程中，如果总是被持续地灌输一定要达到什么样的条件或标准，才能够获得养育者的认可或赞赏，而平时总是被养育者挑剔和指责，个体就很难形成一个良好的内在自我形象。

现实中经常会看到这样的情况：父母本是希望孩子能够上进一点、更好一点，这个初衷是好的，但在表达的时候，父母却往往会误伤孩子："这么简单的题，你竟然都会做错！""你是不是记性不好啊？这个问题和你讲过多少次了，真不让人省心！"在这些言辞中，孩子感受到的是自己不够好，他们认为必须要达到父母的要求和标准，才能扭转这种状态。

实际上，个体在这个时候就对自己的"不够好"和"不优秀"产生了防御，他不喜欢这样的状态，就开始拼命地努力。可能在一段时间内，他会弥补上这个"窟窿"，并展示出一定的自信。然而，这个"自信"是虚弱的，一旦中途出现失误，立刻就会让人退回到自卑的状态中。为了维持这份优秀，他们需要持续不断地给自己施压。

遗憾的是，就算外在条件改变了，自卑者的内在自我，以及他们内心那个糟糕而强大的错误假设——"只有足够优秀的人，才有资格自信"，并没有随之改变。因为这些早年经常被苛责的个体，即便成年后苛责他们的人已经不存在了，他们也会把这个人对他的态度变成自己对自己的态度，过去那些言语上的批判和攻击，已逐渐成了一种内在的批判声音。所以，想要通过外在的优秀去改变自卑，不过是徒劳，只有从内向外地打破，才能真正地获得新生。

🦌 自卑带来的伤害，比你想象得更复杂

想要挣脱自卑的枷锁，就要先弄清楚，自卑究竟在哪些方面束缚着我们？

记得第一次读到"狂妄的人有救，自卑的人没救"这句话时，我并不是特别理解句中所言，可在目睹了众多自卑者的经历后，才知道它并没有夸大自卑的危害。狂妄的人觉得自己有狂妄的资本，可当他知道人外有人时，或许会意识到自身的缺点，变得谦虚谨慎。自卑的人却不一样，他们完全屏蔽了自己身上拥有的闪光点，只会盯着瑕疵与不足，就算你告诉他一件事情有90%的成功概率，他也会用那剩下的10%，去掩盖所有的希望和可能。

当一个人从内心深处看轻了自己，否定了自己所有的长处和能力，认定自己不会有作为时，潜意识的能量会督促着他迈向那个自己早已设定好的结局，这就是所谓的"自证预言"。

我相信，绝大多数人都深谙自卑的这一危害，知道它会压制个体潜能的发挥，让人在怯懦中封杀多种生命体验与可能性。但，自卑给人带来的伤害，仅仅于此吗？

不，这只是从广义角度进行的分析。真实的自卑者在生活中所遭遇的困扰，往往都是细碎微小但刺痛感又很强的，他们极少会沮丧地在咨询室里说："自卑让我变得平庸，错失了成功的机会。"

更多的时候他们会讲述类似这样的细节："昨天开会，我说完自己的看法后，老板皱了一下眉头，很严肃的样子，没发表任何评议，就让下一位同事继续了……我一直在琢磨这件事，心里很不舒服，总怀疑是自己说错了话，让老板对我有意见了。"这些困扰才是自卑者时时刻刻都要面对的，当细碎的问题叠加在一起，会严重耗损他们的精力。

通常来说，除了遭遇特殊的意外事件，人的情绪或心理很少会瞬间坍塌。况且很多时候，人虽然能够经得住狂风骤雨的洗礼，却经不住日复一日的情绪侵蚀。所以，相比"自卑会让人生走向平庸"这样的危害，我们更需要从细微的视角出发，去看看自卑情结给人的日常生活带来的困扰与伤害。

·自卑的危害1：心理极度脆弱，抗压能力差

生活中经常会遇到失败、受挫、失望、冷落、被拒等时刻，这些体验虽然不太好，却也难以避免。对心理状态较好的人而言，很快可以调整过来；可就自卑者来说，哪怕只是轻微的不良体验，都可能穿透情绪的墙壁，冲破内心的防线，将他们的勇气和能量碾得粉碎。

心理学研究表明，自尊水平高一些的人，心理弹性也较好，能够平稳地应对拒绝、失败或压力。自卑者由于自尊水平较低，对于拒绝或失败会产生更痛苦的体验，这一点可以在脑部扫描图像中得以证实。同时，自卑的人很容易焦虑和抑郁，抗压能力较差，甚至会出现与压力相关的不良躯体症状，如高血压、免疫系统失调等。主要原因就是，自卑者容易夸大负面反馈的影响，以及潜在后果，给自己反增了压力，觉得难以控制，继而遭遇更多的困难，导致自

我评价变得更低，自尊水平也遭到进一步的损害。

·自卑的危害2：阻挡积极的体验和信息

自卑，不仅让个体容易接受消极的心理暗示，同时也会阻挡个体获取积极的体验和信息，尽管这些内容有助于自卑者重建自我价值、树立自信、加强情绪免疫系统。然而，在被自卑包围的时刻，个体就算内心渴望这样的信息，也会做出拒绝或回避的选择。

当个体的自尊长期处于低水平时，羞耻感就会内化成自我身份的一部分，让个体对它习以为常。对于负面的反馈，自卑者往往觉得心安理得，因为它验证了个体现有的自我评价。反过来，如果有人给了他们积极的反馈，这些反馈必须要属于自卑者的自我评价的范围，才会发挥效用，否则的话，说了也没用，自卑者根本不会接受。

这就好比，一个女孩子总觉得自己难看，没有吸引力。如果你称赞她"你很有吸引力"，她可能会礼貌地笑笑，却不会感到开心，因为这跟她的自我评价相差太大。如果你换一种说法，称赞她"你今天穿得很漂亮"，她可能更容易接受。

·自卑的危害3：消极地看待亲密关系

良好的人际关系是一种社会性支持，虽然自卑者也渴望获得积极的反馈与肯定，但当他们被低自尊包裹起来时，很难接受来自亲密伴侣的积极信息，完全感受不到情感滋养，甚至会对这种评价感到不安。自卑者会担心自己无法维持这样的评价，最终让伴侣失望，他们总觉得对方的爱是有条件的，如果自己不够好，就得不到对方的爱。

一位自卑的男士说，在跟异性交往时，对方称赞他细心、体贴，可这样的赞誉并没有让他感到快乐。每次听见对方这样说，他内心都隐隐地冒出一个声音："她根本不了解我""她不知道我多有糟糕"……结果，他就变得很冷漠，逃避对方给予的赞誉。果不其然，对方最终向他提出了分手。这样的结果，让男士进一步证实了他的"内在自我"就是很糟糕，不被人喜欢和接受。可事实上，真正让人难以忍受的，是他内心深处的自卑。

·自卑的危害4：不敢向人提出自己的需求

T女士在患病期间，收到了丈夫的一纸离婚协议，身体和情感上的双重打击，让她变得优柔寡断，很没有安全感。她时常觉得，周围的女性朋友都比自己强，且这种自卑感还逐渐蔓延到了她的工作中。T女士是自由职业者，从事电商行业，她经常被大客户说服做额外的工作，却得不到相应的报酬。面对这样的情况，T总是忍气吞声，可对方却变本加厉。当被问及为什么不敢提要求时，T说她害怕失去合作者，让自己的生活没了着落。

实际上，T的工作能力很强，不必太过发愁寻找合作者。况且，她也从来没有向现在的大客户提出过要求，并不能确定结果真如想象中那样糟糕。真正阻碍她的是极度脆弱的情绪免疫系统，她认为自己的任何行为都可能会带来拒绝、伤害和灾难。

其实，每个人或多或少都有一些自卑情结，只是面对这份自卑感，不同的人有不同的选择。有人沉溺在自卑的旋涡中不能自拔，有人走向狂热追求优越的另一极端，也有人勇敢地正视自卑，选择克服与超越。显然，最后一种正是我们要努力的方向，不抗拒、不逃避，看清自己的优势，也接纳自身的不足，不求完美，但求成为完整的、内外统一的自己。

🦌 接纳真实的自己是走出自卑的核心

自卑的人习惯用高标准要求自己，试图借助外在的优秀来弥补内在的自卑感，这是一种典型的防御。想要扭转这样的行为模式，第一步就是要接纳真实的自己。这句话可谓是老生常谈了，但要做到却实属不易，因为在接纳自我之前，我们得先做到直面自我。

自卑的人由于早年和养育者的关系充斥着各种条件和要求，养育者没能够为他们提供安全稳定的环境，而更多地让他们感受到压力与苛责，致使他们逼迫自己借助外在的优越条件，来摆脱这样的状态，继而失去直面自我的机会。相比之下，那些拥有良好而稳定的内在自我的人，在成长的历程中，其养育者是以清晰稳定的镜像存在的，给了他们足够稳定和一致性的回应，让孩子对自身的优点和缺点有一个客观的认识。如果养育者接纳了他们所有的优缺点，并没有任何的排斥与厌恶，那么孩子也就可以自然而然地直面自己，清楚地知道自己的优劣势。

早年通过亲子关系体验到的外界反馈是"我不够好、我是糟糕的"，就会让个体害怕直面自己，从而付出很多的努力、不断获得进步，借此来避免这种不好的体验。可无论怎样做，个体的内在自我始终认为：我是糟糕的、丑陋的、不值得被喜欢的。

怎么来纠正这个认识呢？首先要说的是，直面自我不是任何人都能够做到的，它需要有一定的心理能量，有足够的安全感。如果这些条件不充分，直面自我很可能会让人彻底崩溃。个体必须要在一段安全的关系里，重新体验真实的自己，看看是否真有那么糟糕，然后，重塑过去的自我认知，并建立全新的对自我认知的客观评价。

有些人是比较幸运的，遇见了一位优质的知己，或是一个内在自我非常稳定的亲密伴侣。在与对方相处的过程中，他们不经意间把自己最脆弱、最真实的一面展示了出来，而知己或爱人却给予他们理解、关爱和包容，这样的反馈是他们在过去的生命中不曾有过的。随着这种体验的增多，他们开始慢慢地相信，真实的自己没有那么糟糕，每个人都有缺点和不足，这是再正常不过的事，真实的本质就是美好与不足交加。有了正向的反馈，有了被接纳的体验，他们开始不再那么惧怕直面自我，并且可以客观地看到自身的优缺点。此时，他们依然会选择努力完善自己，但这份努力是出于"我很好，还可以更好"的信念，而不是为了掩饰潜藏于心、羞于启齿的"我不够好"的念头；他们的内在成长与外在表现实现了同频，即便暂时受挫了，他们也知道自己还有站起来的"能力"。

在现实状态中遇不到这样的安全关系时，寻找专业咨询师的帮助也是一条便捷的路。绝大多数时候，咨询师都是"贴着"来访者的节奏工作的，哪怕他意识到某一处存在"问题"，也要等到来访者想要去讨论的时候，再去触碰那个痛点。这样做是为了构建安全稳定的环境，让来访者敢于卸下防御，呈现出最真实的自己。如果咨询师急着去讨论问题，而来访者没有做好心理准备，就可能会给来访者造成新的创伤，让来访者感到紧张恐惧，产生强烈的"不安全感"，把自己"包裹"得更严密，增大疗愈的难度。

可能有人会说，上述的两种情况都属于"借力"，即在关系中塑造全新的体验，帮助自己纠正错误的自我认知。如果不够"幸运"，没遇到贴心的朋友或爱人，暂时又不想进行心理咨询，还有没有其他的选择？能不能依靠自己的力量去做一点努力？

当然可以。其实，自卑的人往往意识不到，他们在思维层面给自己设立了一套僵化的价值评判标准，无论他们变得多么优秀，取得了多大的成就，都没办法把那些外在的优秀内化到那套根深蒂固的评价标准里。这些僵化的标准可能是：经常拿自己的短处与别人的长处去比较，越比越觉得不如人，在纠结和痛苦中，浪费了发展长处的机会；只关注自己做不好的地方，忽视自己做得出色的地方，一旦出现纰漏，就将责任全部归咎于自己。

如果自卑者不能够认识到自己内心设立的这些僵化的标准，就会惯性地被这些标准困住，不断地用这些错误的、不合理的标准去评价自己。卡罗尔·德韦克在《看见成长的自己》里提到过，人有两种思维模式：

第一，僵固式思维。这种思维模式的人，总是想让自己看起来很聪明、很优秀，实则很畏惧挑战，遇到挫折就会放弃，看不到负面意见中有益的部分，别人的成功也会让自己感觉受到威胁。一生都可能停留在平滑的直线上，完全没有发挥自己的潜能，这也构成了他们对世界的确定性看法。

第二，成长式思维。这种思维模式的人，希望不断学习，勇于接受挑战，在挫折面前不断奋斗，会在批评中进步，在别人的成功中汲取经验，并获得激励。这样的人，他们不断收获人生的成功，充分感受到了自由意志的伟大力量。

很显然，自卑者就陷入了僵固式思维的枷锁中，只是想到了维持一个理想化自我的形象，害怕被人看到真实的、不够好的自己，完全忽略了自己也有成长和进步的可能。我们不是一个固定的容器，只能容纳"那么多"的东西；我们是一条流动的河，有急有缓，无法用单一的某段河流去评判……摆脱自卑，就是摆脱早年原生家庭的信念，停止用旧的思维去思考自己的人生，就是走向成熟与自信的开始。

🦌 有效阻断自卑情绪困扰的4个练习

自卑情结，与个人的自尊水平息息相关，要彻底改善自尊、提升自我价值，需要花费大量的时间和精力。尽管这条路很漫长，却是值得走下去的。在这个过程中，自卑者需要掌握一些简单可行的方法，在自我感觉很糟糕的时候，及时把自己从低潮中拉出来。没有人能够做到一夜之间脱胎换骨，配合有效的练习，相信你会在时间的推移中，感受到自尊水平的提升，逐渐克服自卑的困扰。

·练习1：验证不合理的想法

自卑者喜欢给自己设置条件，一旦达不到，就会怀疑自己、否定自己。当脑海里冒出一些否定自己的念头，如"我身材不好，不会被人喜欢"时，用提问的方式去验证一下，自己的这些想法是否合理。

第一个问题：事实是这样吗？

反驳：为什么有些胖女孩也被人喜欢呢？

第二个问题：这个结论成立吗？

反驳：身材不好就一无是处吗？学识、智慧、修养、性格，不是吸引人的特质吗？

第三个问题：这么想有用吗？

反驳：脑子里想着"我身材不好，不被人喜欢"，能改变什么吗？

如果能够诚实地回答这些问题，就会从僵化的思考中抽离出来，让思维变得开阔，也能够更加理性地看待问题、看待自己。

·练习2：客观地描述事实

自卑的人在遇到外界刺激时，如被批评、被拒绝、事情没做好等，就会自我贬低。这是他们应对压力的一种方式，但很容易引发焦虑，进一步加剧自卑感，所以是得不偿失的选择。遇到类似的情况，建议自卑者换一种方式来解压：不用负面的字眼评价自己，而是客观地描述事情本身，或是自身的行为表现、特质、思想和情感。

例如，你提出的方案没有被领导采纳，不要因此给自己贴上"我做得不好"的标签，客观地评价一下你的方案，它是否完全符合项目所需？有没有考虑不周之处？最大的亮点是什么？下一次再做其他方案，有无可采用之处？思考到这里时，往往就会发现，方案未被采纳，不等于自己做得不好、能力不够，它可能是多方面因素导致的结果。而且，在描述事实的过程中，你也寻找并肯定了自己的优势，知道自己具备的品质与价值。

·练习3：实行自我同情

对自卑者而言，劝慰自己比劝慰他人要难，原谅他人却比原谅自己要简单。他们经常会因为各种错误、失败责备自己，在脑海里重复播放不愉快的经历，反刍自己的缺点和不足。如果你问他们，会不会用这样的方式对待家人、朋友，他们一定会摇头。这就是双重标准，一方面要求自己包容他人，另一方面却苛责自己。

要知道，在遭遇不愉快时，我们的情感免疫系统是很脆弱的。

这个时候，反复在脑海中批判自己，无异于雪上加霜，真正有效的方式应该是关闭自我惩罚的想法，试着去同情自己，以此让情感免疫系统得到恢复。具体来说，可以分几步完成：

Step1：描述近期发生的一件事，写出具体情节和自己的感受。

Step2：想象一下，这件事发生在你的家人或密友身上，他会有何体验。

Step3：你不希望对方如此痛苦，决定给他/她写一封信，表达你的理解、同情与关心，并让对方知道，他/她值得你这样做。

Step4：重新描述你对这件事的体验和感受，尽量做到客观，杜绝消极的评判。

这是一件很有挑战性的事，因为它打破了自卑者一贯的思维模式，有可能会出现不适或焦虑。但是，如果能够坚持定期重复，可以有效地提高自卑者的情绪弹性，减少自我批判，最终让自我同情变成一种自动的反应。

· 练习4：提高对积极反馈的宽容

自卑者比较抗拒来自亲近者的积极反馈，反而消极的反馈让他们觉得更自在，因为它印证了内在自我的认知。这种惯性是很可怕的，当最了解我们的人都不再给予肯定，就很难在关系中建立自我价值感了。所以，自卑者要在日常生活中，把提高对积极反馈的宽容作为一种练习，至少每周进行一次。这一练习，不仅能够帮助自卑者提升自尊，还有助于增进他们与亲近者之间的关系。

Step1：回想一下，你的家人或朋友赞美你的情景。他们肯定了你的哪些品质；描述这个事件，并解释为什么他们会给予你肯定的评价。

    Step2：你怎样看待自己的这种品质或行为？

    Step3：这种品质或行为给你的生活带来了哪些帮助。

Part 02

孤独 | 每个人都要与世界心意相通

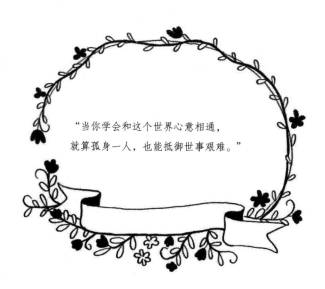

"当你学会和这个世界心意相通，
就算孤身一人，也能抵御世事艰难。"

[案例呈现] 没有女人的男人们

艺术，往往是生活的缩影。现代都市人的疏离与孤独，在村上春树的短篇小说集《没有女人的男人们》中，被描绘得淋漓尽致，触人心弦。

案例1：《木野》

木野，一个中年男人。他原本可以过着既定的生活，投入喜欢的工作，拥有幸福的婚姻，却因为偶然撞见了妻子的外遇，开始了孤绝的后半生。

面对妻子的出轨，木野选择默然而去，他的态度很淡然——"不知为什么，他对分居的妻子，还有睡了妻子的同僚腾涌不起愤怒和仇恨"。常人对这样的事情，总会感到难以接受，而木野却觉得，"这也是没办法的事"。没有挣扎，没有纠结，没有怨恨，然而正是这种异于常态的平静，却让人读出了一个男人深深的孤独。

所谓"这也是没办法的事"，不是木野真的想通了、看淡了，而是他对自己充满了怀疑，他认为自己就不该拥有幸福，即便得到幸福也是暂时的，迟早会失去。他的身心处于极度的孤独中。为了给自己"失去深度和重度的心找一个窝"，他开了一间和自己同名的酒吧，这个酒吧在小巷深处，也是一个孤独的地方，吸引着为数不多的、与他一样空虚孤独的人。

案例2：《独立器官》

52岁的渡会，是一名美容医生。他游刃有余地穿梭在女性之中，与她们保持身体上的关系，却又坚守着不婚的信念。一旦对方有结婚的想法或对他表示真正的爱意，他就会抽身而退。其实，这是一种无意识的自我保护，为的是避免承受痛苦、责任，远离一切有可能的感情。

倘若就这样在孤独的状态中过完一生，对渡会而言没那么难以接受，真正让他感到痛苦的是，曾有人进入了他的生活，最后又悄然离去。是的，渡会遭遇了一场爱情劫难，迷恋上了一个已婚的女人。他想要克制这种迷恋，"因为过分迷恋，心情就会变调，痛苦得难以忍受。这种负担不是内心所能承受的，所以尽可能地努力不喜欢她。"

理性的自我劝解，没能克制住渡会感性上的迷恋，他反而更加离不开这个女人，时刻担心对方会不会离开自己，在见不到她的时候还会产生"怒气"。不过，这个女人最终并没有选择他，也没有回归原来的家庭，而是与另外一个男人走了。失去女人的孤独感，以及被人利用的苦闷情绪，彻底击垮了渡会。他患了厌食症，无法吃下任何东西，开始静静地等待死亡的降临。他认为，女人有一个专门独立的器官，用来编织谎言，对不同的男人编织不同的谎言，因为这个独立器官的存在，谎言对她的整个人生根本没有影响。

渡会的悲剧看似是被喜爱之人抛弃造成的，实则与他自身的孤独特质有直接关系。他始终害怕全情投入，用孤独的状态作为一种自我保护。当他真正与外界发生了链接，他又开始惶恐不安、患得患失，对现有的关系作出消极的判断。遭遇了感情挫败后，他陷入了自我封闭中，被情绪痛苦、自我贬低、绝望空虚和情感隔离彻底征服。

🦌 孤独感的危害，与吸烟酗酒相差无几

互联网的存在，让现代人可以在社交媒体上结识几十个、上百个朋友，并随时与他们保持联系。不出家门，也可以浏览大千世界发生的一切。可以说，我们生活在一个史无前例的全球人类大连接的时代，可在这份紧密相连的热潮背后，却有越来越多的人把自己活成了孤岛。

不是每一个独自生活的人都是孤独的，孤独感是一种封闭心理的反应，是一种不愉快的、令人痛苦的主观体验或心理感受。决定孤独的因素，并非人际关系的数量，而是个体与社会在情感上隔离的程度。都市的上班族大都有过这样的体会：置身于密密麻麻的高楼大厦中，穿梭于川流不息的车水马龙中，站立在接踵摩肩的公交地铁中，身边全是熙熙攘攘的人群，内心却生出前所未有的孤独。

也许是因为现代人已将孤独视为一种通病，见怪不怪，故而很容易忽略它对人身心的影响。事实上，美国一项涉及30万人的研究表明，孤独感的危害相当于酗酒或每天吸烟15支。同时，孤独感会增加人体压力激素皮质醇的分泌水平，削弱免疫系统；孤独者患心脏病和脑卒中的概率是正常人的3倍，其生活方式致使癌症的发病率增加2~3倍！

短暂或偶然的孤独，通常不会造成心理行为紊乱，但长期或严

重的孤独必须引起重视，它会引发某些情绪障碍，增加与他人和社会的隔膜与疏离，进而强化孤独感。所以，在遇到情绪困扰时，适当地静一静是可以的，但绝对不提倡一个人"闭关修炼"。

为什么这样说呢？有一个著名的心理学实验，可能很多人都听说过，即"感觉剥夺实验"。实验要求被试者尽可能长时间地躺在实验室（恒温、密闭、隔音、有光），实验所用的床柔软舒适，能够减少被试者身体的感觉；被试者戴上手套，用厚纸套将手脚卡住，让触觉刺激减到最小；头枕在用U形泡沫橡胶制作的枕头上；眼睛被蒙上特质的、只能看到漫射光，但看不到任何形状或图形的半透明塑料眼罩；室内的各种声音尽量减到最低或完全隔音。

实验刚开始时，被试者们还能在床上安稳地睡觉，但在8小时候，被试者们开始烦躁、失眠，试图寻找刺激。他们想唱歌、吹口哨，并自言自语，用两只手套相互敲打，或是去触碰周围的东西。随着时间的推移，被试者们愈发感到难受、焦躁，只不过碍于丰厚的报酬，他们依旧在这样的环境中坚持了2~3天。

科学家们对被试者坚持的时间长短、身体和心理的各项指标进行了记录和分析，结果显示：持续的感觉剥夺，让被试者表现出病理心理状况，他们的大脑皮层唤醒能力降低，酮类固醇激素水平明显上升，情绪、认知和行为开始出现紊乱。在感觉剥夺后期，被试者出现了思维反应迟钝、注意力无法集中、思维过程受到干扰、语言和推理能力等智力测验的成绩严重变糟等情况，甚至还出现了幻听、幻视等精神异常现象。

这个实验后来因为饱受争议而被叫停，但我们还是从中可以直观地看到：人的身心想要保持正常状态，一定要不断地从外界获得新的刺激。人陷入了孤独状态中，就相当于切断了外部刺激，会对人的整个身心造成严重的破坏。

除此之外，还要说明的是，孤独者会对自己和身边的人过分挑剔，对现有的人际关系作出消极的判断，影响他们与他人的互动。由于孤独者习惯采取自我封闭的行为方式，推开那些真正关心他们、想要帮助他们的人，这就使得他们的社会关系在数量和质量上进一步降低。

可想而知，孤独者的这种做法，直接影响着别人对他们的看法，让他们显得无趣，乃至不可理喻。这些因素的结合，就让孤独者很难摆脱孤独的困扰，回归到正常的生活轨道中。更糟糕的是，孤独的时间越久，孤独者的观念和行为越难改变，直至把自己变成孤岛。

🦌 消除悲观的设想，逃离自我封闭的怪圈

孤独的人总是紧绷着一根神经，时刻准备着迎接他们预想中一定会来的失望与拒绝。正是这种扭曲的观点，让他们把真正关心自己的人挡在门外，陷入自我封闭的怪圈里无法自拔。想要改变这一状态，建立良好的社交关系，孤独的人需要移除消极负面的悲观设想，逐渐让自己的生活恢复活力。

什么叫悲观设想呢？让我们听听这些备受孤独困扰的来访者的内心独白：

"当我收到大学同学的邀请，让我去参加一个聚会，我的感觉瞬间就不好了。不知怎么的，脑子里突然冒出这样的画面：我尴尬地坐在人群中，看别人喜笑颜开地述说自己的生活，没有人注意到我的存在，也没有人询问我，我就像一个多余的人。我还想到，如果真的有人询问我什么，我该怎样回答。说实话，这我感到有点儿恐慌。"

"我把她当成朋友，可前几天看到她在朋友圈里晒图，是她组织的一次郊游，邀请了几个我们共同的朋友，但她没有邀请我。我有一种很不好的感觉，觉得她看不起我，因为我的工资不高。越想这件事，心里越难受，甚至有点儿厌恶她，厌恶这个世界……"

第一位孤独者的内心独白，是一种典型的悲观设想：在遇到社

交互动的时候，脑子里立刻就会冒出消极的想法。坦白说，我们很难完全阻止这样的消极念头涌现，处理它的最好办法就是，把那些合理的、现实感强的积极场景视觉化，想象美好的画面，有助于我们在类似的机会出现时，有效地识别和利用它们。

打个比方，可以想想在这场同学聚会中，大家都十分友好且热情，愿意和你叙旧谈天。就算不能跟所有人打成一片，只和一两个温和可亲的同学度过一段美好时光，也是很愉悦的享受，甚至还可以想象一下，多久之后可以再小聚一下。

第二位孤独者的内心独白，有点儿类似于胡乱猜疑：在一切还没有发生之前，就假定他人对自己产生了最坏的看法。就像上述案例中所呈现的那样，没有接到邀请，就认为对方一定是看不起自己，甚至由此开始厌恶这个世界，这完全是自己的臆想。

真实的情况可能是，那天的郊游属于临时起意，对方只邀约了相距较近的两三个朋友，当事人住得比较远，考虑到舟车劳顿就没有邀请她。如果当事人因为胡乱猜疑而选择不再与对方联络，那么这份友谊就真的走到了尽头，而事实上这份友谊本身没有发生任何变化，毁掉关系是因为内心的怀疑与头脑中的幻象。

长时间的孤独，会使人禁锢在受害者思维中，觉得自己没办法改变社交和情感与世隔绝的现状。如果不移除悲观消极的设想，这种感受会变得愈发强烈。那么，具体该怎么做，才能够真正地帮助自己，摆脱这个消极旋涡呢？

·Step1：查看你的通讯录，找到你心目中认可并信任的亲人、同学或朋友。

·Step2：回想你和每个人上一次见面的时间、地点、情景。

·Step3：根据你与每个人相处时的感受进行评分，排出顺序。分数越高者，就是越需要你该主动联系的人。

·Step4：根据上述筛选出的名单，每周至少联系一两个人，最好能见面。

·Step5：根据自己的兴趣、爱好、职业等，在网络上选择自己喜欢的活动，如读书俱乐部、心理沙龙、插花活动等，从中筛选出2~3个，报名参加。

坚持做这样的尝试，直到自己可以消除对社交的负面假设，减少精神上的痛苦。

🦌 换位思考，深化与他人的情感联结

任何形式的人际关系，都遵从"给予—接受"的模式。接受的前提是给予，你递赠出去的是温暖与善意，才可能接收到来自他人同样的馈赠。然而，孤独感对人的影响之一，就是会削弱个体换位思考的能力。削弱了换位思考的能力，就意味着孤独者存在共情障碍，没有办法准确判读他人的观点，不能预测他人的反应或行为，继而做出不恰当的举动，破坏彼此之间的情感联结，被误解为"冷血""没有眼力见"等。

一位心理学家用不同颜色的颜料涂抹一个圆球，一半染成红色，另一半则染成黄色，然后让两个实验对象分别从不同角度观察圆球，询问他们这个球是什么颜色？结果，一人坚持说球是红色的，另一人坚持说球是黄色的，他们都指责对方是"色盲"，看错了球的颜色，甚至开始争执不休。最后，心理学家让这两个实验对象分别站在对方的位置，重新又看了一次那个圆球，他们这才发现，原来心理学家在圆球上做了这么一个小小的诡计。

每个人都有一套自己的"度量衡"，形成的过程以及标准，与个人的成长经历、学识阅历等有关。很多时候，我们会无意识地把自己的"度量衡"当成标杆，以此去判定事物以及他人的是非对错，习惯性地给别人的言行"贴标签"、下定义，甚至毫不留情地对他人提出指责和批判。然而，错的一定是别人吗？答案却不一定。

科学家们研究过人在解读手机信息与电子邮件时的反应，结果发现：多数信息都会被接收者误读。原因就是，书面信息没有语气声调，接收者读到后，就会按照自己的观点去解读。有些时候，当我们认为别人错了时，实际上只是对方的言行举止不符合我们的标准，而我们的标准并不是真理，自然也无法成为评判别人对错与否的依据。

孤独者社交失败的很大原因，就是不懂得换位思考，只在乎自己的观点。想要避免此类错误的发生，在"发送消息"之前，就要站在接收者的角度去设想，他们会怎样理解自己所表达的意思。只有学会站在他人的角度去看问题，多了解对方的想法，也让对方了解自己的想法，才能够理解对方的情感体验，提高社交质量。当然，这并不是一件容易的事，需要掌握相应技巧，并不断进行调整和训练。

· Step1：想象自己处于对方的情境

评估他人的情感体验，最好的办法就是想象自己正处于对方的情境。比如：周围的环境怎样？有哪些人？对方的情绪？对方可能遭受的痛苦？

· Step2：尝试理解对方当时的心境

了解他人的感受，需要理解对方当时的心境。比如：对方在当时的情况下有什么样的情绪体验，是恐惧、委屈、痛苦还是愤怒？对方的生活中还发生了什么？另外的那些事情是否会影响对方的情绪？

·Step3：体贴周到地描述你的观点

洞察他人的感受，最终的目的是有效地传达自己的观点。如果知道对方的感受，却不懂得表达，就好比给对方准备了美好的礼物，却把它放在了窗外的护栏上。只有你体贴周到地传递出自己的观点，让对方感受到你付出了心力去尊重他、善待他，这样的交流会深化彼此间的情感联结。

Part 03

焦虑 | 告别不安，重拾人生掌控权

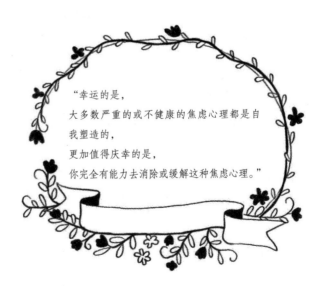

"幸运的是，
大多数严重的或不健康的焦虑心理都是自我塑造的，
更加值得庆幸的是，
你完全有能力去消除或缓解这种焦虑心理。"

［案例呈现］焦虑者的一天

早晨醒来，她感到疲惫不堪，又是一个无眠的长夜。

还没有起身，那熟悉的紧张感就袭来了，她可以清晰地感受到心脏的悸动、肌肉的僵硬，以及大脑不正常的兴奋。她有点儿痛恨自己，为什么不能像普通人一样平静？是的，不求多么快乐，只求一份平静，仅此而已。

紧张，狠狠地消耗着她的身心，让她时刻都处在警惕状态。她从床上下来，洗漱、收拾，在6点50分准时走出家门。上班时间是8点半，只需半小时的车程，可即便如此，坐在公交上的她依旧心急如焚，担心自己会迟到。

终于抵达公司，可她却像是已经工作了一整天，打不起精神。是的，糟糕的睡眠，对迟到的担忧，对拥挤车厢的烦躁，以及持续不断的紧张感，把她折磨得痛苦不堪。即便如此，工作还是要做的，且必须要做好，不能让老板失望。越是这样想，紧张感越强烈，让她根本没办法集中精力，一直在担心：自己做不好会怎样？老板会不会嫌自己效率低？

午休时间，三个女同事凑在一起聊天，没有叫她。她忽然觉得，自己就是她们讨论的对象，这让她心烦意乱、坐立不安。她想转移一下注意力，就顺手打开了微博的页面，结果看到与自己同龄的一个女网友在晒幸福：她和男友去西班牙旅行，照片中的她气质动人，男友俊朗帅气，看得出来家境也很殷实。那一刻，她百感交集，有羡慕、有嫉妒，也有怨恨，她无法替别人开心，也没有给予祝福的能量，只为自己一塌糊涂的日子感到悲哀和难过。

受这件事的触动，她开始在脑海里回放自己的过错，印证自己一无是处。这个下午，她觉得累极了，可那份紧张感却没有因此戛然而止。她的大脑里频繁闪现令人痛恨的念头，她不禁开始恐慌：如果我一直这样，会不会失去工作？我该怎样养活自己？拿什么照顾父母？

终于熬到了下班的时间，冬日的夜幕已降临，她又在晃荡的车厢中回到了自己的住处，那个熟悉却乱成一片的临时的家。这一天就要结束了，终于可以"休息"了，可是，真的能休息吗？等待她的，也许又是一个漫长而无眠的夜。

🦌 焦虑症与焦虑情绪有本质的区别

心理学家阿尔伯特·埃利斯说过："人之所以会产生焦虑，是因为心里有欲望，意识到自己可能会失去，或有不希望发生的事情。如果人完全没有期望、欲望和希望，不管发生什么都漠不关心，那就不会产生焦虑，估计也就命不久矣了。"

这番话不是夸大其词，也不是在给焦虑者吃定心丸，作为认知行为疗法的鼻祖，埃利斯只是在客观地阐述一个事实：健康的焦虑对人类而言是一种恩赐，它可以帮助人们获得自己想要的东西，避免担心的事情发生。比如，考试之前会紧张、焦虑，这是因为内心期待能考出一个好成绩，适度的焦虑会促使人去查漏补缺，做好充分的应试准备。对于这样的轻度焦虑，不必过分担忧，这是再正常不过的情绪反应。

然而，当焦虑超过了一定限度，如：过马路时提心吊胆、四肢颤抖，眼睛左右张望，还是无法消除心底的恐惧；在家里好端端地待着，忽然担心会祸从天降；看到负面的社会新闻，开始担忧孩子在学校的安全；工作上遇到了困难，立马就想到了灾难性的后果……这样的焦虑就是不健康的，会严重干扰当事人的生活。

那么，是不是出现了不健康的焦虑，就是患了焦虑症呢？

答案是否定的，我们必须明确一件事：焦虑不等于焦虑症。

焦虑症是一种病理性焦虑，是指持续地、无具体原因地惊慌和紧张，或没有现实依据地预感到威胁、灾难，并伴有心悸、发抖等躯体症状，个体常常感到主观痛苦，且社会功能受到损害。概括来说，焦虑症具有以下几方面的特点：

（1）焦虑情绪的强度，没有现实依据，或与现实的威胁不相称。

（2）焦虑是持续性的，不随客观问题的解决而消失。

（3）焦虑导致个体精神痛苦、自我效能下降，是非适应性的。

（4）伴有明显的自主神经功能紊乱及运动性不安，包括胸闷、气短、心悸等。

（5）预感到灾难或威胁的痛苦体验，对预感到的灾难感到缺乏应对能力。

在临床上，医生将病理性焦虑分为两种：急性焦虑症和慢性焦虑症。

·急性焦虑症：主要表现是惊恐样发作，多发生在夜间睡梦中，有濒死感。患者心跳加速，胸口憋闷，喉咙有堵塞感，呼吸困难。由惊恐引发的过度呼吸导致呼吸性碱中毒，继而引发四肢麻木、腹部坠胀等，让患者恐惧加剧，精神崩溃。急性焦虑发作，通常持续几分钟或数小时，在发作过后或进行适当治疗后，症状会有所缓解或消失。

·慢性焦虑症：主要表现是疲惫、心慌、胸闷、气急、紧张、神经质，还有腹胀、恶心、便秘、出冷汗、嗳气等，有时容易与神经衰弱混淆，需要医师对病情有全面细致的了解，或进行必要的辅助检查，排除器质性病变，以免误诊。

总而言之，焦虑症是病理性焦虑，需要通过咨询和药物来治疗。

现实生活中，多数人所表述的焦虑，尚未达到焦虑症的程度，更多的是一种焦虑情绪，也称为现实性焦虑，即对现实的潜在威胁或挑战的一种情绪反应。这种情绪反应，与现实威胁的事实相适应，是个体在面临自己无法控制的事件或情景时的一般反应。

现实性焦虑的特点，主要体现在以下几个方面：

（1）焦虑强度与现实的威胁程度相一致。

（2）焦虑情绪会伴随现实威胁的消失而消失，具有适应性意义。

（3）有利于个体调动潜能和资源应对现实挑战，逐渐掌握应对挑战所需的控制感，以及解决问题的办法，直至现实的威胁得到控制或消失。

无论是焦虑症还是焦虑情绪，都可能会摧毁个体正常的生活，让其陷入惶惶不可终日之中，痛苦难耐。所以，感觉到自己正在被焦虑侵扰和缠绕时，你需要做的是，找到让自己焦虑的原因，在被焦虑控制之前，先扼住焦虑的命脉。

🦌 到底是什么让人惶惶不可终日

当越来越多的人备受焦虑困扰时，很少有人能够明确地指出，焦虑情绪到底是怎样产生的？为什么在同样的境遇下，有人会手忙脚乱、焦躁不安，有人却可以游刃有余、张弛有度？要回答这个问题，三言两语很难解释清楚，焦虑的成因比较复杂，专家分析焦虑是由遗传因素、生物学因素、精神因素和性格特征等多重因素影响产生的。在此，我们着重谈一谈精神与性格方面的影响因素。

·过分追求完美

人都有追求完美的情结，但现实终究不如想象中那么美好，或多或少都会有缺憾和瑕疵。过分追求完美的人，往往就会陷入其中不能自拔，为了那些不圆满的事物长吁短叹、心烦意乱，不停地埋怨自己，内心焦虑不安。

·不切实际的期望

阿尔伯特·埃利斯在其著作《控制焦虑》中指出：不切实际的期望，是造成不必要的焦虑感的原因。比如：有些人迫切地想要买一栋房子，可自身的赚钱能力有限，即使非常努力，也无力撑起这份期望，于是就陷入了焦虑中。

·"必须"强迫症

焦虑通常都跟错误的信念有关，而"必须强迫症"就是其中之一。这是阿尔伯特·埃利斯提出的一个概念，他认为有三种必须的信念，是导致很多人陷入焦虑的原因。

针对自我的必须信念：我必须成功，我必须得到他人的认可，我必须比周围的人强。这种必须信念，很容易导致自我焦虑，个体会担忧自己不够优秀，担心遭遇失败等。

针对他人的必须信念：他必须帮我，他必须爱我，他必须得这样做。这种必须信念，容易降低个体的抗挫能力，时常陷入愤怒中。

针对外部环境的必须信念：工作环境必须符合我的要求，工资必须符合我的期待。

· 自卑与羞耻感

有些人总是错误地评估自己，认为自己的表现很糟糕，跟别人比起来相差甚远，就开始自责，产生羞耻感。也有一些人习惯为失误而自责，身心疲倦，活得毫无乐趣，患上焦虑症。

焦虑产生原因不尽相同，或是由单一的因素导致，或是综合因素引起，但无论是哪一种焦虑，都于身心无益。我们必须在觉察到焦虑情绪时，采取一些有效的缓解措施，帮助自己排解紧张，走出焦虑的旋涡。

🦌 焦虑的本质是害怕面对不确定

许多玩过象棋和围棋的朋友，大概都有过这样的经历：遇见了比自己强的对手，就会不由得紧张焦虑，恨不得赶紧找到击垮对方的破绽。之所以不由自主地这样做，是因为有一种失控的恐惧感，感觉难以控制局面了，就心急着寻找突破口。反过来，遇见了比自己弱的对手，心态就会比较放松，也会不由自主地放缓动作，因为觉得主动权在自己手里，即便不能立刻打败对方，至少不会输。

心理学家认为，"不确定"与"焦虑"之间关系紧密。当我们面对未知的、不确定的情形时，会产生一种不在掌控之中的不安全感。面对一种潜在的失控或不安全，我们所感受到的焦虑，其实就是潜意识里的恐惧，甚至是危机生存的恐惧。不确定性越大，我们的焦虑程度就越高。从这个层面来说，要缓解焦虑，务必要先处理恐惧情绪，协助自己找回掌控感。

·方法1：运动与正念，调节植物神经

运动的好处在于，可以增加大脑的多巴胺与内啡肽，让人获得平静与放松。比如，瑜伽、慢跑、游泳，都能够增加大脑中积极情绪的回路，从植物神经方面帮助我们调节恐惧情绪。除了日常的运动外，正念也是要极力推荐的一种缓解焦虑的方法。

所谓正念，就是有目的的、此时此刻的、不评判的注意带来的觉察。相关研究显示，两周以上的正念，能够增加个体内心的平静感，改善睡眠质量；八周的正念，对人脑部的功能有显著的改变，被试者负责注意力与综合情绪的皮层变厚，与恐惧、焦虑相关的杏仁核区域脑灰质变薄。

·方法2：系统脱敏，提高对恐惧的耐受力

系统脱敏疗法也称交互抑制法，是美国学者沃尔帕创立的。

这一方法主要是诱导求治者缓慢地暴露出导致焦虑、恐惧的情境，并通过心理的放松状态来对抗这种焦虑情绪，从而达到消除焦虑或恐惧的目的。简而言之，如果一个刺激所引起的焦虑或恐惧状态，在求治者能够忍受的范围内，经过多次反复的呈现，刺激强度由弱到强，逐渐训练求治者的心理承受力、忍耐力，最终让其不再对该刺激感到焦虑和恐惧。

如果依靠自己的力量无法完成这一训练的话，千万不要勉强，可以寻找咨询师的帮助。

·方法3：清晰地描述令自己恐惧的东西

经常有来访者这样表达自己的感受："昨天老师让我试讲一个课题，我特别焦虑……"对于类似的情况，咨询师通常会用具体化的方式让其描述当时的情形，比如：什么时间、什么地点、有哪些人参加？你讲的是什么课题？为什么要讲这个课题？你在哪一刻感到焦虑？焦虑的时候你想到了什么，又做了什么？

来访者在描述的过程中，会对整个事件进行反思和觉察，理清头脑中的思绪，看清整个事件的全貌和细节，并感知到自己的情绪。当一个人对自己焦虑、恐惧的东西变得了解和熟悉时，他会觉得更有控制感，从而减缓焦虑。

·方法4：对头脑中的事情进行优先级排序

焦虑的人，头脑中往往塞满了各种各样的想法和念头，在同一时间会想到很多件事。可以想象得出来，叠加起来的问题一股脑全来了，还要全部处理，势必会让人焦头烂额。要处理这样的情况，最可行的办法就是：把头脑中想到的事情列一张清单，并进行优先级排序。然后，选择优先级最高的那件事，全神贯注地去处理，完成一个再进行下一个。

这样的话，不仅能让所要做的事情变得一目了然，还可以在完成一项任务后获得成就感，激励自己继续行动，从而有效地减缓焦虑情绪。如果是一些长期的、难度较大的任务，可以对目标拆解、细分，制订详细的计划，明确执行方案、截止日期，按部就班地去做。当一块难啃的骨头被切成了多个小块，看起来就没那么可怕了，也能提升个体对整个事件的掌控感。

🦌 处理焦虑情绪通用的"三步法"

焦虑是一种类似担心害怕的情绪体验，焦虑者时常会处在不安的状态中，吃饭不香，睡觉不实，整天都揣着心事，对身边的事物难以提起兴趣，经常会担心自己的身体出了问题，或是担心孩子的安危，或是自己的前途和未来。

其实呢？现实的状况并没有焦虑者想象得那么糟糕，还没有到身临困境或危险的境地，那只是他们预感会有不好的事情发生，或是对事情可能出现的各种结果把握不定。

这种焦虑的情绪，会出现在各个年龄、层次的人身上，就算是大人物也难免会患焦虑症。格兰斯顿曾经担任四任英国首相，可每次演讲之前他都会失眠，为自己该说什么、不该说什么而担忧。他是一个虔诚的教徒，可即便如此，依然在这方面浪费着大量的时间和精力。

有没有什么办法，能够迅速地减缓焦虑，找回一些平静呢？

美国著名工程师成利斯·卡利尔曾经把一件工作搞砸了，将给公司带来巨大的损失。面对这样的突发事件，他心里焦虑万分，很长时间都陷入痛苦中不能自拔。幸好，最终理性还是战胜了糟糕的情绪，它提醒卡利尔，这种焦虑是多余的，必须要让自己平静下来才能想到解决问题的办法。没想到，这种强迫自己平静下来的心理状态，真的起了效用。后来的30多年里，卡利尔一直遵循着这种方法，遇到事情先命令自己"不许激动"。

卡利尔是怎么做的呢？结合他当时的处境，我们不妨借鉴一下他处理焦虑的步骤：

·step1：冷静分析，设想最坏的结果

心平气和地分析情况，设想已经出现的问题可能会带来的最坏结果。当时，卡利尔面临的情况也比较糟糕，但还不至于到坐牢的境地，顶多是丢了工作。

·step2：做好准备，承担最坏的结果

预估最坏的结果后，做好勇敢承担下来的思想准备。卡利尔告诉自己，这次失败会给我的人生留下一个不光彩的痕迹，影响我的晋升，甚至让我失业。可即便我丢了工作，我还可以去其他地方做事，这也不是什么大事。当他仔细分析了可能造成的最坏结果，并准备心甘情愿地去承受这个结果后，他突然觉得轻松了很多，心里不再压抑憋闷，找回了久违的平静。

·step3：尽力而为，排除最坏的结果

心情平静后，把所有的时间和精力用在工作上，尽量排除最坏的结果。卡利尔的做法是，做了多次试验，设法把损失降到最低。后来，公司非但没有损失，还净赚了1.5万美元。

这三个步骤可谓是处理焦虑情绪的通用方法。毕竟，人陷入焦虑状态中时，会破坏集中思维的能力，思想无法专心致志地想问题，也很容易丧失当机立断的能力。选择强迫终止焦虑，正视现实，准备承担最坏的后果，就可以消除一切模糊不清的念头，让人集中精力去思考解决问题的办法。

另外，感到焦虑不安的时候，也可以主动把内心的担忧告诉身边可信任的人，减轻一下心理负担。如果没有合适的倾诉对象，也可以找一张纸，把自己的担忧写出来。这样做的话，可以理清思绪，让混沌不清的问题有个脉络；同时也能让自己清晰地认识到问题的性质，是否真的有那么糟糕；还能够从一些被忽略的细枝末节中，找寻到解决问题的思路。

说到底，上述过程的实质就是让自己冷静下来，明白事情最坏的结果是什么？自己有没有勇气去承担？当你能够回答这个问题后，焦虑自然会减轻很多。接下来，就是想办法阻止那个最坏的结果发生，当你找到了解决的办法，全力以赴让它变成现实时，很快就能从焦虑的情绪中跳出来，因为你的注意力全用在付诸努力上，根本没时间去胡思乱想了。

Part 04

抑郁 | 驯服心中的那条"黑狗"

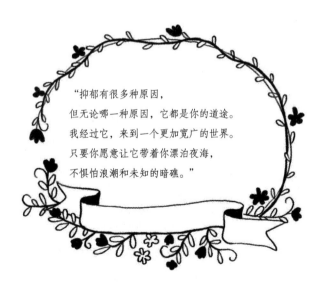

"抑郁有很多种原因，
但无论哪一种原因，它都是你的道途。
我经过它，来到一个更加宽广的世界。
只要你愿意让它带着你漂泊夜海，
不惧怕浪潮和未知的暗礁。"

〔案例呈现〕"我活着一点意义都没有"

20岁的男孩Lee，出生在一个知识分子家庭，其父亲因为事业受打击患上了精神分裂症。这件事给Lee的成长带来了很大的影响，也让他背负了沉重的心理负担。他从小就觉得自己是被歧视的，经常听邻居窃窃私语说："这孩子真可怜，爸爸得了精神病。"

从那时候起，Lee就有了一种"我是世上最不幸的人"的想法。他把父亲生病这件事当成了不可外扬的"家丑"，从来不让父亲出席家长会，也很少在同学面前提起自己的父亲。

心理负担过重的Lee，根本没心思和精力专注于学习，成绩也不太好。在学校里，老师经常批评他，同学在私底下给他起外号，说他是"第二号呆子"。Lee对老师颇有成见，同时也加深了自卑。初二那年，Lee患上了慢性肾炎，休学一年。回到学校后，Lee成绩依然不好，身体也欠佳，不能像其他男生一样打球跑步，渐渐觉得自己离班级、同学越来越远。

随着年龄的增长，看到其他同学各有所乐，Lee更觉自己无用。周围的人都疏远他，他也认为那些人没有思想，无法理解自己。当腰酸背痛、头晕乏力不断侵扰Lee时，他抗拒去医院治疗。从初三那年开始，Lee就产生了轻生的念头，并具体设想了如何实施自杀方案，只是苦于勇气不足。

进入高中后，Lee的心理状态没有任何改善，他对家庭、社会、人生、自己，感到极度地悲观绝望，开始厌学，认为自己活着多余，就应该死掉。Lee在日记里写道："我从小受歧视，养成内向性格。我自卑又自尊，很留意别人对我的评价，我什么都不行，身体、成绩、家庭；同学们对社会充满希望，我却很悲观；世上小人太多，话说多了就会遭到歧视，我不敢反驳别人，见人低着头走，我要保护自己；我身体不好，痛苦多，随它去，死了算了，达尔文说适者生存，我不适就让社会淘汰吧，我是过一天算一天，还上什么学，死了好。但我母亲对我好，我不能死在她前面，我要为母亲而活着。"

在Lee的心里，什么希望都没有了，什么也不想做了，什么也做不了。只剩下那怎么都不愿离开的思绪——我活着一点意义都没有。

🦌 那条名叫抑郁症的"黑狗"

2020年8月22日，四川泸州的一个15岁女孩从25层楼一跃而下，楼下的父亲冒死徒手去接女儿，不幸被砸伤，随后父女两人均经抢救无效离世。让花季女孩不愿存留于世的魔鬼，就是那条名叫抑郁症的"黑狗"。

为什么要叫"黑狗"呢？这源于丘吉尔说过的一句话："心中的抑郁就像只黑狗，一有机会就咬住我不放。"自那以后，"黑狗"就成了英语世界中抑郁症的代名词。

看到上述的"自杀"新闻，不少人会觉得，这是一件很傻的事。然而，根据世界卫生组织提供的相关数据来看，全世界抑郁症患者已经达到3.5亿人，且每年有100万人在做"蠢事"。那些选择"自杀"的抑郁症患者，不是矫情或无能，也不是"想不开""小心眼"那么简单，很可能他们已经病了很久很久，却装作像正常人一样，没有人发现。持续的低落、疲惫、哀伤、焦虑、自责，让生活变成一团迷雾，看不到前方的路，也没有力气再走下去。

2003年4月1日，演艺圈为很多人喜爱的张国荣，因抑郁症离世。在坠楼之前，他写下了这样一段话："Depression，多谢各位朋友，多谢麦列菲教授。这一年来很辛苦，不能再忍受，多谢唐先生，多谢家人，多谢肥姐。我一生没做坏事，为何这样？"对于这番遗言，医学教授林文杰表示："我深信他最终的行为不是他'自愿'或能'控制'的。他深知自己的病情之严重而又积极寻医，遗书结尾更表达了他的极度无奈，以及留恋此世的意愿。"

抑郁症，不是脆弱和糟糕的代名词，世界上大约有12%的人曾在一生中的某个时期经历过相当严重且需要治疗的抑郁症。从某种角度上来说，无论是谁，都有可能会与那条强壮凶悍的"黑狗"不期而遇，被它搅乱正常的生活，带来如下的伤害：

·伤害1：持续性的情绪低落

抑郁会给人带来持续性的情绪低落，让人长时间处于低落、痛苦的感受中，出现面容憔悴、愁眉苦脸、双目凝视、面无表情、暗自流泪等症状。

·伤害2：产生焦虑或激越现象

伴随抑郁产生焦虑或激越的现象，表现为坐立不安、心神不宁，出现莫名其妙的惊恐、多虑、易怒和焦躁不安。

·伤害3：身体功能下降

抑郁会导致身体功能下降，出现思维困难的情况。脑力劳动者在这一点上表现得尤为明显，原本思维敏捷的科技人员或白领人士，患上抑郁症后，很难胜任正常的工作，还会出现睡眠障碍等情况，严重影响个人生活。

·伤害4：运动阻滞，思维消极

美国学者艾伦·贝克在1985年曾提出，感觉与思维之间有着密切的关系："当我们情绪低落时，我们的思维和回忆总是向坏的方向发展，结果导致情绪更加阴暗。思想变坏之后，情绪又跟着变坏，从而进入一个越来越抑郁的下降螺旋。"抑郁的人对工作、学习提不起兴趣，总觉得心有余力不足，就连日常家务都懒得做，身心俱疲。同时伴随消极的思维，对前途悲观绝望，把自己看得一无是处，无限夸大过失和缺点。

· 伤害5：产生自杀倾向

根据美国调查的数据显示，临床抑郁症患者的自杀率为10%。这足以证明，抑郁症患者的自杀率相当高。专家预测，到2020年，抑郁症将成为仅次于癌症的人类第二杀手，其中女性患者较多，世界卫生组织已经将其列为女性健康的头号威胁。

· 伤害6：影响生活质量

抑郁症患者会影响到周围人的生活质量。跟抑郁的孩子或父母一起生活，是一件很痛苦的事，经常会被带入低落痛苦的氛围中。

抑郁像一面灰色的镜子，映照出来的生活面目永远不会是明亮的。抑郁的人被生活隔离，被快乐抛弃，犹如患上了精神癌症。更可怕的是，许多人对抑郁的危害浑然不知，缺少正确的认知和判断，任由那条"黑狗"疯狂地肆虐，一步一步地把自己推向深渊。

🦌 你以为的抑郁，不一定是抑郁症

在咨询室里，经常会有来访者问道："自从分手以后，我每天都很难受，不想吃饭，也睡不着觉，胸口一阵阵地憋闷，感觉就要死了，我是不是得了抑郁症？"

不可否认，失去了相恋已久的爱人，或是亲人、朋友突然离世，会给我们带来很大的痛苦，悲伤压抑的情绪也会随之而至，这是在情理之中的。但，这只能说明我们出现了抑郁情绪，不能直接下结论说一定就是患了抑郁症。如果来访者疑似抑郁症，咨询师会立刻让来访者去医院看精神科大夫，抑郁症等重性精神疾病，需要进行药物治疗和物理治疗。

那么，抑郁情绪和抑郁症，到底有哪些区别呢？

·区别1：抑郁情绪是心理问题，抑郁症是病理问题

人在生活中遭遇挫折打击以后，都会很自然地产生情绪变化，如感到悲伤、沮丧、失落等，这样的情况就属于抑郁情绪，不会持续太长时间。抑郁症是以抑郁情绪为表现的一种精神疾病，但它属于病理性的抑郁障碍，患者出现长时间的情绪低落、思维迟缓和运动抑制，感觉自己死气沉沉。曾有一位抑郁症患者在描述自己的感受时说："我感到自己是一个空壳。"

·区别2：抑郁情绪"事出有因"，抑郁症"无缘无故"

抑郁情绪往往都是基于一定的客观事物，也就是我们常说的"事出有因"。但抑郁症则是病理情绪抑郁，无缘无故地情绪低落，没有客观精神应激的条件。

·区别3：抑郁情绪有一定时限，抑郁症的症状持续存在

正常人的情绪变化有一定时限性，往往都是短期的，可以通过自我调适，恢复心理平稳。抑郁症患者的抑郁症状，却是持续存在的，不经过治疗的话，症状很难自行缓解，甚至还会加剧。精神医学规定，抑郁症的症状发作时间不应超过两周，如果超过一个月甚至持续数月或半年以上，就可以确定为病理性抑郁症状。

·区别4：抑郁情绪的程度较轻，抑郁症的症状较严重

正常的抑郁情绪通常是比较轻的，虽然悲伤低落，却不影响日常的工作和生活，会随着生活事件的解决而自然缓解。抑郁症的情况却不一样，其症状十分严重，会影响患者的学习、工作和生活，无法适应社会，甚至产生严重的消极厌世或自杀的倾向。抑郁症会单次或多次反复发作，每次发作的基本症状大致相同。

·区别5：抑郁情绪可以自行调节，抑郁症必须进行治疗

抑郁情绪的症状较轻，可以通过自身的积极调节而得到缓解。但抑郁症是病症，是大脑神经递质紊乱的现象，如果不经过治疗，是很难自行缓解的。

抑郁症是世界第四大疾病，且抑郁症的发病已经出现低龄化趋势，遗憾的是，国内对于这一疾病的医疗防治还处于识别率较低的阶段，只有10%的患者接受了相关的药物治疗。很多患者已经备受

抑郁症的折磨，却由于对其认识不足或受病耻感的阻碍，没有及时地寻求帮助。抑郁症不是错，也不可耻，它是一种疾病，需要使用药物和特殊的医学治疗方式才能够缓解。了解上述内容，有助于我们及时觉察和辨识自身的抑郁状态，也有助于消除对抑郁症的错误认知，给予身边的抑郁症患者更多的理解和支持。

🦌 是什么让抑郁情绪走向了极端

当我们在生活中碰到这样的情况：部门里有个同事处处针对自己；努力争取半天，结果还是没有晋升；室友的东西丢了，误会是你借走未还；相恋三年的女友，最后成了别人的未婚妻……抑郁的"黑狗"，极有可能就会袭来。此时，我们的情绪表现不只是悲伤，还会掺杂焦虑、悔恨、内疚、敏感，等等。

为什么在面对类似的问题时，我们会产生抑郁情绪呢？这与应激模式失效或现实问题迟迟得不到解决有关。通常来说，人在处理外界应激事件时，会采取下列模式：

发现威胁 → 应激 → 解决问题 → 恢复

在受到持续的、较大的打击时，应激失效，暂时无法调节，身心就进入了抑郁模式。当现实中的某些问题迟迟得不到解决时，我们也会长期陷入抑郁情绪中。

抑郁情绪是一种适应性的生理反应，人在抑郁状态中，基础代谢率会降低，且会集中更多的精力去愈合"伤口"，以便让自己早点从伤痛中恢复。实际上，这就跟动物在受伤时，会对各种活动失去兴趣，以便让大量的资源供给身体恢复正常一样，属于普遍的生物学现象。

当我们受到伤害时，本能反应就是让自己逃避不安全的人和地方，但社会条件通常会使得这种逃避策略失效，比如：尽管某个同事处处针对你，可你又不太可能辞职。面对这样的情况，产生抑郁情绪就是很正常的反应了。但是，当这种情绪延续的时间达到一定程度时，我们的生理和大脑也会随之产生变化，如果不及时处理，就会导致抑郁症。

人的行为模式都是为了适应一定的环境，极端情绪则是为了适应极端环境。那么，在什么样的情况下，抑郁情绪容易走向极端呢？

· **无法适应环境的转变，问题长期得不到解决**

随着环境的转变，我们要相应地调整自己的思维与行为。然而，不是每个人都具备这样的调整能力，缺乏这种能力的人很容易与环境中的一切发生冲突。时间久了，身心的消耗让他们倍感疲倦，最终因为问题得不到解决而抑郁。相关的经验和数据显示，大学开学最初的几个月，学生最容易发生极端事件。这是因为，学生没办法顺利地转换自己的身份，或是对大学的学习以及生活的预期没有达标，因而产生了一种强烈的无力感。

· **个人价值被破坏，长期得不到外界的正向反馈**

个人价值需要外界的正向反馈，倘若一直得不到外界的正反馈，就会对个人的价值逐渐产生怀疑。不少抑郁症患者，在早年的成长过程中，虽然很努力地学习、展示自己，却总是始终得不到父母的认可，哪怕考了99分，也会被质问"那1分是怎么丢的"。他们还经常被父母拿来跟其他人比较，导致自尊心严重受挫。

在这样的极端环境下，他们的个人价值体系遭到了严重的破坏，对认可与表扬充满了渴望。有时，他们宁肯不顾自己的需求，也要通过帮助别人来获得肯定，非常在意他人的看法，甚至演变成讨好型人格。

· 信任体系遭到破坏，对世界和他人充满怀疑

有一位来访者，7岁时父母离异，他跟随父亲一起生活。后来，父亲再婚，继母是一个吝啬又情绪化的人，经常误会他欺负弟弟（继母的孩子），还误会他偷了家里的钱。无论他怎样解释，都被认为是狡辩，换来的只有责备与谩骂。在这种不被信任的环境下，他开始对所有人充满警惕与戒备，认为世界是危险的，没有人是值得相信的，也不会有人对自己好。

带着这种不信任他人的思维模式，他长大了，并走进社会。因为感觉自己不被外界信任，他对工作、对身边的人总是产生不满，并渐渐地陷入抑郁之中。本就被疲惫与痛苦折磨得够呛，却还被他人指责"玻璃心"，这让他的抑郁情绪变得愈发严重。

事实上，无论是上述的哪一种情况，都很容易给人的心灵留下阴影，致使他们比一般人更容易与"大黑狗"相遇。毕竟，任何人都不可能完全不受环境的影响，特别是在早年时期，心智、思想尚未成熟，遭遇不幸之后，很容易导致人格缺陷、性格扭曲，对成年后的人生观、价值观产生负面影响。

但凡事都有两面性，即便有过不幸的成长经历，也不意味着往后的人生就彻底毁了。很多时候，心理疾病就是自己给自己设置的障碍，在心里搭建了一座围城，把自己困在其中。其实，没有过不去的苦难，纵然那条"黑狗"强壮凶悍，无法永远地消失在生活中，但我们依然能够找寻到驯服它的方法，让它变得乖巧顺从，不再成为一种威胁和伤害源。

🦌 重塑大脑回路，摆脱悲观主义

一位铁路工人意外被锁在一个冷冻的车厢里。他清楚地意识到，自己置身于冷冻车厢，如果出不去的话，就会冻死。不到20小时，冷冻车厢打开了，那位工人果然失去了生命体征。医生证实，这位工人是被冻死的。但仔细检查了车厢，却发现冷气开关并没有打开。

在冷冻开关闭合的情况下，为什么那位铁路工人还是被冻死了呢？因为他确信，在冷冻的情况下不可能活命，极度的悲观绝望会让人失去生存的欲望，由精神影响到机体。现实中很多抑郁症患者，就秉持了这种悲观消极的态度，遇到问题时总会想：生活就是这么无奈，努力也是徒然。在这种思维模式的作用下，逐渐就丧失了斗志。

神经科学家指出，人之所以会产生抑郁，是因为负责动脑筋的"思考脑"与负责情绪的"感性脑"之间的交流出现了问题，让人不自觉地关注消极面，把失败、痛苦、挫折、打击等消极体验，牢牢地刻录在脑海中。相关研究显示，要中和消极事件给人带来的坏心情，竟然需要用三倍的积极事件来平衡。

那么，有没有什么好办法，能够增强负责乐观的大脑神经环路，摆脱悲观主义呢？

·方法1：不扩大事态

如果在谈恋爱这件事情上遭遇了挫折，不要说："时间没有真情，以后再不会去爱任何人"，而是要对自己说："这一次的感情没有经营好，我学到了什么？下一次我要怎么做，才能避免出现同样的问题。"

·方法2：对事不对人

当一件事情失败的时候，不要把问题都归咎于自己："我是一个彻头彻尾的失败者"，这就等于把"人"和"事"混淆了。要试着对自己说："这件事情我有处理不当的地方，才导致这样的结果，我需要多想想下一次该怎么处理更合适。"

·方法3：不夸张渲染

稍有不如意的时候，不要总是对自己说："我这个人就是倒霉，什么事都不顺。"要知道这不是事实！你要学会对自己说："为什么很多时候我做事都不太如意，到底是哪儿出了问题呢？我要怎么来避免？"

每个人在身处逆境时，都不免会有一些畏惧之心，但要学会客观地去看待问题，不能偏激地把原因归咎于自己，更不要过分夸大事情的影响。乐观和悲观一样，都是学习来的，当我们尝试换一种思维方式和情感模式去处理问题时，久而久之就会形成习惯，形成积极向上的正向循环。再次遇到问题时，也就不会立刻陷入悲天悯人中，而是会冷静下来反思整件事，寻找解决问题的路径。

🦌 及时叫停反刍是一种自我保护

来访者小Q是一位年轻的女性，她与男朋友分手之后，每天都沉浸在痛苦中。她很想走出这种痛苦，可睁眼闭眼全是前男友的影子，以及跟他相处时的点点滴滴。

小Q表示，她后悔自己在恋爱期间因为缺乏安全感而不停地"作"，最后逼得对方跟她分手。现在，她没办法集中精力工作，就连洗澡、化妆这样的小事都变得无比艰难。每天胡思乱想，越想越难受，越想越恨自己。

类似小Q这样的情况，实际上已经陷入了反刍思维中，即不断地回想和思考负性事件与负性情绪。前面说过，过度关注痛苦的经验以及事物的消极面，会损伤我们的情绪，扭曲我们的认知，让我们以更加消极的眼光去看待生活，从而感到无助和绝望。就小Q的情况来说，如果没有正确的引导，时间久了，很容易演变成抑郁症。

反刍，会严重地消耗个体的精神能量，削弱其注意力、积极性、主动性以及解决问题的能力。在反刍的过程中，个体也很容易做出错误决策，进一步损害身心健康。比如：反刍倾向较为严重的女性，在发现乳房肿块后，比没有反刍倾向的女性会晚两个月再去看医生，这可不是一件小事，而是一种威胁到生命的差异。反刍让人在负面情绪中饱受煎熬，直至精力消耗殆尽，以更加消极破碎的眼光看待一切。想要避免陷入抑郁情绪，或早日从抑郁情绪中走出来，及时叫停反刍思维至关重要。

那么，该如何打破反刍的循环，及时叫停它对我们的伤害呢？

· 方法1：切换反思视角

为了研究人们对痛苦感觉和体验的自我反思过程，科学家们试图找出有益的反省与消极的反刍之间的区别，结果发现：人们对痛苦经历的不同反应，与看待问题的角度有直接关系。

在分析痛苦的经历时，人们倾向于从自我沉浸的视角出发，即以第一人称的视角去看问题，重播事情发生的经过，让情绪强度达到与事件发生时相似的水平。当研究人员要求被试者从自我疏远的角度，即第三人称的角度去看待他们的痛苦经历时，他们会重建对自身体验的理解，以全新的方式去解读整个事件，并得出不一样的结论。

由此可见，切换看待问题的视角，从心理上拉开与自我的距离，有助于跳出反刍思维

在实践这一方法时，我们不妨这样做：选择一个舒服的姿势，闭上眼睛回忆当时的情景，把镜头拉远一点，看到自己所处的场景。当你看到自己的时候，再次把镜头拉远，以便看到更大的背景，假装你是一个陌生人，正在路过事件发生的现场。确保，每次思考这件事时，都使用同样的场景。这样做的目的，有助于减少生理应激反应。

· 方法2：分散注意力

当我们沉浸在反复回忆痛苦的反刍中时，提醒自己"不要去

想"是无效的，而且大量的实验都证明，努力抑制不必要的想法还可能会引起反弹效应，让人不由自主地重复想起那些原本尽力在逃避的东西。事实上，与拼命的压制相比，更为有效的办法是——分散注意力。

相关研究显示，通过去做自己感兴趣或需要集中精力完成的任务来分散注意力，如有氧运动、拼图、数独游戏等，可以有效地扰乱反刍思维，并有助于恢复思维的质量，提高解决问题的能力。所以，大家不妨创建一张对自己有效的分散注意力的事件清单，在发现自己陷入反刍中时，立刻去做这些事，阻断反刍。

· 方法3：认知重构

当我们感到悲伤或愤怒时，经常会有人这样劝慰我们："去打个沙袋吧！发泄一下。"这样做真的有用吗？有心理学家为此做了一个实验：把愤怒的受试者分成三组：第一组在想起惹自己生气的人时打沙袋；第二组在想起中性话题时打沙袋；第三组什么也不做。结果发现：第一组受试者在打完沙袋以后，变得更加愤怒了，也更想要报复；第三组受试者的愤怒程度更低，表现得最没有攻击性。

通过攻击良性对象来宣泄负面情绪，无法从根本上解决问题，还可能会加强我们的攻击冲动。真正能够帮助我们调节情绪的有效策略，其实是"认知重构"，即在脑海中改变情绪的含义，从积极的角度去解释事件，从而改变我们对现状的感受。

四年前，我的一位女友罹患乳腺癌，这件事给她带来了深刻的负面影响。但这个既定的事实，也给她带来了"机会"，那就是有了更多的时间和家人在一起、看书，培养新的爱好；借由生病的经历，她也深刻认识到了商业保险的益处，并成为了一名出色的保险经纪人。

如果沉浸在"为什么是我患病"的反刍中，可能会让我的女友跌入消沉的深渊，甚至让其病情恶化。然而，当她无力对事件本身做任何更改时，她选择了换一种方式去理解生病这件事，去重新构建它给自己生命带来的积极意义。

Part 05

丧失｜允许哀伤，哀伤才会终结

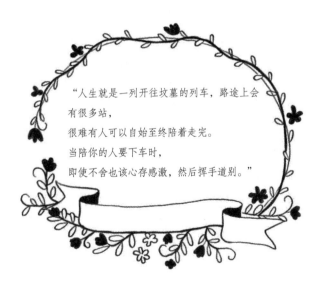

"人生就是一列开往坟墓的列车，路途上会有很多站，

很难有人可以自始至终陪着走完。

当陪你的人要下车时，

即使不舍也该心存感激，然后挥手道别。"

〔案例呈现〕再见，憨憨

静是一个单身主义者，十年前就开始了独居生活。她不期待与某个人共度一生，也有经济独立的能力，依靠着金融方式为自己的后半生做好了规划。然而，单身主义和独居不代表不需要精神上的寄托与连接，带给她最大温暖的陪伴者，就是那条养了六年的金毛憨憨。

就在半个月前，憨憨因为意外去世了，静的心被划开了一道巨大的伤口。她说，那就是一个不见底的黑洞，根本不想去看，害怕被它吞噬。失去了憨憨，就像失去了亲人，她感觉生命向自己发出了残忍的一击，她痛恨自己没有保护好憨憨。

整夜整夜的失眠，泪水打湿了枕头，静无法走出这种悲伤，可她也知道不能一直这样下去。于是，她开始思考：与憨憨相处的六年，对自己的意义是什么？她发现，憨憨就像是自己的"孩子"，每天要给它喂食、带它出去溜达，每周要给它洗澡、吹干毛发，学习了大量饲养狗狗的科普知识，并在宠物社群中结识了不少志同道合的朋友。

想到这些，静感觉心里舒服了一些。她用了半天的时间，收拾憨憨过去的物品，翻看它的照片和视频，挑选了几张最喜欢的冲印成照片，放入相框，挂在那面照片墙上。然后，她为憨憨做了一个仪式性的告别：她把憨憨和它最喜欢的玩具一同埋葬在自家房子带的小花园里，就在南墙角那棵石榴树下，并放了两朵鲜花，撒了一小把憨憨最爱吃的零食。她挂着眼泪，用哽咽的声音对憨憨说了一些感激与祝福的话，然后挥手道别。

重新回到房间，再看到憨憨的照片，感觉不是那么沉重不堪了。过去的六年里，憨憨的陪伴是真实的，带给她的快乐与满足也是无法剥夺的，那些电影画面般的场景已经被刻在了生命的历程中，也许会被封存，但永远不会消失，是任何时候想起来都弥足珍贵的岁月。

憨憨，你不在这里了，但你一直在这里——静的心里。

请为丧失提供一个哀伤的过程

世界上最爱我和我最爱的那个人（包括宠物）离去了，这样的痛苦经历是每个人都无法避免的。面对丧失，我们会异常痛苦，这不仅仅是一个和死亡相关的情绪，更重要的是与那个人（宠物）一起离去的，还有爱、依恋、信任、温暖、安全感与希望。

一位女士在丈夫遭遇车祸后，以最快的速度处理完后事，就辞掉工作，远离家乡，带着儿子去了另外一个城市。此后的十年里，丈夫的一切都成了禁忌，不能提及名字，所有的遗物和相片都封存在老房子里，她一次也不曾回去过。儿子渐渐长大，希望她能再找一个伴侣，可她却从不考虑。她拼命地工作，几乎不让自己闲下来，只有在夜深人静的时候，她会独自望着天花板发呆，而后蒙头痛哭。

丧失，之所以让人难以面对，是因为它会引起一种复杂的情绪：哀伤。我们曾经以为会一直陪伴在身边的人、事、物，在意外失去时，会让人特别难受。这种难受里，夹杂着自责与内疚，痛恨自己为什么没有照顾好那个人，没有保管好那件东西，没有提前做一点什么来防止丧失的发生。这种难受里，还夹杂着愤怒，为什么这样的事情偏偏发生在自己身上？为什么这个世界如此不公平？为什么我一心向善，却要遭受这样的折磨？因丧失产生的这些情绪的复合，就是哀伤。这种强烈的情绪会把人困在过去，日复一日地咀嚼痛苦。

　　除了会引发负面情绪以外，丧失还会激发我们的防御机制，试图逃避现实。

　　电影《异度空间》里，女主角的房东是个老实憨厚的男人，原本有个幸福的小家，相亲相爱的妻子，和一个可爱的儿子。不幸的是，妻子和儿子在一次意外的山泥倾泻中先后去世。女主角与房东合住在复式楼，本不知道他的遭遇，在看到客厅拜访一些照片，就随口问他："那是你的家人吗？"他笑着说："是我妻子和儿子，他们都不在了，是意外。"

　　说这些话时，房东显得云淡风轻，就像在讲述别人家的故事。在心理学上，这种情况被称为"情感隔离"，是一种常见的心理防御机制。有些异常的心理症状是折磨人的，但有些却能给人带来"好处"。情感隔离的积极意义就在于，它让人遇到了自己解决不了的问题时，潜意识地选择回避，不让自己对创伤和痛苦流露出情绪。

　　隔离，真的就能不痛苦吗？不，越隔离，反而越脆弱。女主角发现，房东经常把妻子和儿子的拖鞋放在屋内，说等他们回来就能换上干净的，说这些年一直在等他们，万一回来了呢？其实，那些云淡风轻的背后，早已是磨人至极的疯癫。

　　每个人在一生中都不可避免地要经历丧失，这是一场必修的功课。面对丧失，选择漠视、回避或情感隔离，也许可以在短时间内缓解痛苦，但终究无法真正地解决问题，那份痛苦会被压抑到潜意识层面，对生活产生潜移默化的负面影响。

　　丧失是一个分离的过程，我们要为丧失提供一个哀伤的过程，允许自己去表达痛苦，这是自然疗愈的一个过程。为什么在各国的民俗文化中，都少不了"葬礼"？其实，葬礼的意义就是帮助人们处理丧失带来的哀伤，给人们一段特定的时间（中国人常说"七七"），在心理层面适应死亡与分离带来的巨变。在这段时间里，可以追忆逝者，表达哀思；待特定的时间过后，就意味着哀伤要结束了，要开始重组人生故事了。

🦌 哀伤的心路历程：五阶段理论

美国哀伤与临终关怀学者伊丽莎白·库伯勒·罗斯（Elisabeth Kubler-Rose），在她1969年的著作《论死亡与临终》中首次提出了"五阶段理论"，试图描绘人们在面对哀伤/临终的心路历程，认为人们要通过否认、愤怒、讨价还价、沮丧、接受这五个阶段，学习接受挚亲挚爱之人离世的事实。

· 第一阶段：否认

丧失带给人的情感冲击是巨大的，最初当事人可能会感到震惊，由于神经系统无法承受如此强烈的痛苦情绪，就会自动地选择否认事实，甚至变得麻木。他们可能会想："这不可能是真的""这不可能发生在我身上"，这种否认从某种意义上讲，是一种自我保护，帮助当事人不因悲痛即刻崩溃。经过一段时间之后，否认的态度才会逐渐消散，当事人开始接受丧失的事实，开启疗愈的过程。此时，之前被否认的痛苦感受，也开始真实地浮现出来。

· 第二阶段：愤怒

面对丧失的事实，当事人会爆发出愤怒的情绪。这种愤怒可能会指向自己，埋怨自己未能阻止悲剧的产生，未有能力保护好挚爱的人；这种愤怒还可能会指向他人，埋怨家人为什么没有好好照看逝者，埋怨医护人员未能尽力挽救亲友的生命；有时这种愤怒还可能会指向逝者，怨他们没有好好照顾自己，狠心地离自己而去……
当事人感觉这个世界很不公平，甚至认为自己是最不幸的人，总之
有充分的理由去愤怒。

愤怒是自然疗愈必经的环节，它意味着当事人开始有力量让那
些无法承受的痛苦感受浮现出来。这个时候，不要去批评、压抑和
否认愤怒的情绪，但也不能让自己一味地沉浸于其中，这样的话不仅
会消耗巨大的身心能量，还会破坏能给自己带来支持的人际关系。

· 第三阶段：讨价还价

无论怎样愤怒，都无法改变丧失的事实。在意识到这一点
之后，当事人会在内心开始进行"如果能让这件事不发生，我宁
愿……"的独白，试图与现实讨价还价，抱着一丝希望能够推翻
丧失的事实，让自己得到些许安慰。这个阶段就像是一个"中转
站"，在给心灵预留调试的时间，但如果在此停留过久的话，就可
能会陷入内疚、自责、懊悔的循环中，严重地消耗身心能量。

· 第四阶段：沮丧

在经历了讨价还价之后，当事人会重新把关注点拉回到当下，
并发现无论怎样都无法改变丧失的事实，它确确实实发生了。然
后，开始进入五个阶段中最痛苦的关口。悲伤会如潮涌般袭来，让
当事人撕心裂肺。在这个阶段，他们甚至会觉得，生活没有任何意
义，不知道自己是不是还要继续活下去。伴随着悲伤而来的忧郁，
可能会让当事人坠入黑漆漆的深渊。

因为沮丧和忧郁，当事人的生活节奏也会随之变慢，他们回
去仔细回味，究竟失去了什么？这个时候，他们需要有人静静地陪

伴，偶尔也想要独处。待这份沮丧的情绪完成任务之后，它便会自动离去。

·第五阶段：接受

在理想的情况下，经历过上述的四个阶段后，当事人会进入哀伤的最后一个阶段，即接受丧失的现实，重新构建生活，适应活在挚爱离去的世界。他们不再对挚爱离去的原因躲躲闪闪，有力量去承认，人生就是一个不断失去的过程，离开的人到了该离开的时候，而活着的人还要继续活着。把对挚爱的怀念安放在内心的某个角落，想念时与他们重新联结。他们不存在于现实生活中了，可他们曾经带给我们的一切美好，永远不会消逝。

以上就是哀伤的五个阶段，这些阶段发生的次序有时是不一的，且有可能同时处于一个以上的阶段。每个人经历的阶段不同步，我们也没办法强迫一个人去度过某个阶段，每个人都只能按照自己的节奏来，偶尔还可能会进一步退两步。但要说明的是，只有这五个阶段都被完成时，疗愈才会发生。如果当事人在其中的某一个阶段被困住，哀伤的过程就没有完成，也就无法疗愈。

生活总有不幸，意外打击、求而不得、丧失挚爱……悲伤无法避免，更不会瞬间消散。了解哀伤的五个阶段，可以帮助我们更加清晰地明白自己的状态，更好地往前走。当然，处理哀伤是需要时间的。有些人经过数周或数月就开始感觉变好，而有些人则要经过数年才感觉变好。无论怎样，都要对自己保持耐心，对生活保持信心，也要允许自己经历情绪的反复。

🦌 疗愈丧失与哀伤的7个建议

"没有人告诉我，悲伤的感觉和恐惧那么像！"

"我感觉身体好疲惫，累到不想动。"

"我总是想起他，没办法再跟别人相处。"

上述这些独白，都是经历丧失的人传达出的真实感受。长期的悲伤，对我们的身心影响巨大。研究发现，失去配偶的人中有25%的人在一年中经历了临床抑郁症与焦虑症；在丧失亲人的男子中，出现酗酒问题的风险很大；与悲伤相关的应激激素的释放会导致心脏问题。

面对丧失，悲伤是无法逃避的，这也是正常且合理的反应。重要的是，我们要学会用正确的方式去处理悲伤，而不是任由悲伤在无声中逆流成河。那么，具体该做点儿什么呢？

·建议1：允许自己感受伤痛

不能一直停留在"否认"的逃避阶段。情绪犹如一条流动的河，你在某个地方堵住了它，迟早会迎来更大的爆发。心理学家做过一个统计，15%的心理疾病的根源在于未被解决的悲伤。在需要处理悲伤的时刻，没能得到恰当的援助，从而导致了更坏的结果。

英国哀伤治疗师茱莉亚·塞缪尔在其著作《悲伤的力量》中指出，真正持续伤害一个人的并不是失去本身，而是持续为了逃避痛苦所做的事，比如抽烟、酗酒、吸毒、滥用药物等，短时间内可能逃过了痛苦，可清醒过后，内心会升腾更多的悲伤。相比这样的做法，允许自己悲伤，允许自己释放内心各种各样的负面情绪，反倒是对疗愈有利。在茱莉亚·塞缪尔看来，治愈悲伤的第一步，就是要允许自己感受伤痛。

·建议2：用正确的方式表达悲伤

丧失的悲伤是难以一下子消解的，茱莉亚·塞缪尔说："悲伤是一个往返于失去与恢复的动态过程。"承受丧失的痛苦时，当事人往往没办法活在当下，因为活在当下就意味着要面对丧失的事实。他们依旧活在"挚爱还在"的过去，无法从中抽离，越是沉浸于其中，就越无法正视现实。为了防止这份悲伤不断蔓延，要学会用正确的方式去表达，比如：向亲人朋友或专业的心理咨询师倾诉，写下自己的感受，用画画来表达，都是可行的。

·建议3：与逝者做一场告别

这是一件非常重要的事，很多丧失都是突然发生的，使当事人没办法与逝者见最后一面、说最后的话、做最后的道别。至亲至爱的人就这样离开了，没有了对方的生活该怎么继续呢？这时候，就要借助一些方法，与逝者进行道别，比如：给逝者写一封信，对着逝者的照片讲述自己的感受和想法，把逝者生前的照片整理成回忆册，把从逝者那里学到的东西传承下去……借助这些方式，让未完成的事件成为完结。即便失去了在物理上与对方的联结，但依然可以通过想念、回忆过去、写信等方面，与逝者保持情感联结。就像《寻梦环游记》里说的："死亡并非永别，忘记才是，记得我们所爱的人，他们便永远活在我们的情感世界中。"

·建议4：寻求社会支持

失去挚爱后，很多人会把自己封闭起来，拒绝与外人沟通交往。偶尔的独处是可以的，但不要彻底与他人断了联系，因为哀伤不是一个独自舔舐伤口的过程，它需要自爱与他爱的支持。周围环境的理解和支持，是帮助我们走出悲伤的一个重要因素，这些关心会让我们感觉到这个世界上依然有人爱着我们，爱是一股强大的力量。

·建议5：恢复迷失的自我

在丧失挚爱的那一刻，我们也丧失了一部分自我。比如：有一位女士在失去丈夫后，生活完全改变了，她过去很喜欢社交活动和徒步旅行，而现在却极力回避他们共同的朋友，以及相关的活动。在之后的七八年里，她始终没有发现新的兴趣和热情可以弥补这部分空白，生活就和刚刚失去丈夫时一样空虚和不完整。

就这样的情况，我们需要找寻全新的方式来表达自己的身份：

（1）列出事件发生之前，你自己认为或他人认为的，你所具备的品质、能力和特点。

（2）上述所列的品质或能力，与你现在的生活关联最少的是哪些？

（3）针对你选出的事项，说明为什么你会觉得它现在与你的生活无关？或者你为什么现在失去了这项品质或能力？

（4）你可以通过哪些人、哪些活动、哪些方式来重新恢复它们，并且做得很好？

（5）根据可行性和情感管理的需要，为上述的清单事项进行排序。

（6）根据排序表设定目标，并正确做到最好。

这个过程，就是在与有价值、有意义的那些方面的自我重新建立连接，恢复个体的重要身份，继而放下过去，继续前行。

·建议6：进行反事实思维练习

在哀伤的第三个阶段中，我们会陷入"讨价还价"中，设想"如果……就好了"，以此想象事件的另一个结局。然而，这样做是无益的，也没办法让我们找寻到悲剧的意义。所以，我们不妨做一个"反事实思维"练习，假设如果事件没有发生，或者事件的结局更糟的话，生活会是怎样的一番景象。

（1）如果时间没有发生，你今天的生活会有什么不同？

（2）在什么情况下，事件的结果会更糟糕？

（3）是什么因素阻止了这些糟糕结果的出现？

（4）这些更糟糕的结果没有出现，你觉得应该如何感恩？

在完成这项练习后，给自己一点时间来恢复，汲取有益的想法和观点。

·建议7：与家人重塑情感联结

亲人的逝去，会造成原有的家庭在结构和功能上发生变化，家庭成员与逝者的角色互动不一样，情感联结不一样，因而各自的感受和处理哀伤的方式就不尽相同。面对这样的情况，要尊重每个人的处理方式。与此同时，家庭成员之间可以直接交流和表达对逝者的想法和感受，相互支持、写作，重新塑造家庭的结构与功能。家庭成员之间，也可以在感情、心理、精神上建立全新的情感联结，有爱的陪伴和支持对走出哀伤至关重要。

电影《千与千寻》里说过："人生就是一列开往坟墓的列车，路途上会有很多站，很难有人可以自始至终陪着走完。当陪你的人要下车时，即使不舍也该心存感激，然后挥手道别。"我们要尊重逝去的生命，也要相信生活的美好。如果上述的这些建议，依旧无法帮助你面对和处理失去挚爱的哀伤，请记得及时寻求专业人士的心理援救。

Part 06

强迫 | 停止一个人的自相搏斗

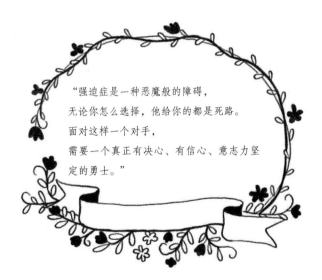

"强迫症是一种恶魔般的障碍，
无论你怎么选择，他给你的都是死路。
面对这样一个对手，
需要一个真正有决心、有信心、意志力坚
定的勇士。"

〔案例呈现〕"无法出门"的拉拉

25岁的拉拉，已经脱离社会有一段时间了。倒不是她厌倦了工作和生活，而是她实在"没有办法"走出家门，为了这件事她和家人都懊恼不已。

事情要从一年多前说起：拉拉有一个大学里就相知相恋的男友，度过了四年的大学时光，两人都顺利地走向了社会，工作也逐渐安稳下来。原本，两个人是朝着结婚的目标去的，不料拉拉在一次出差归来后，竟发现男友出轨了，且出轨的对象还是一个陌生的女网友。

拉拉崩溃了，一是在心理上不敢相信自己信任的男友竟然会做出这样的事，二是在生理上出现了极度厌恶的反应，认为男友很"脏"，害怕他会感染什么不洁的疾病，拒绝再跟对方交往。尽管男友再三挽留，并一再地向拉拉承认错误，但拉拉怎么也无法说服自己，也无法摆脱那种厌恶感，两人就分手了。

分手以后，问题并没有消失。此时的拉拉，已经不仅仅是遭受失恋的折磨了，她开始害怕各种各样的脏东西，听到别人咳痰就浑身起鸡皮疙瘩，担心痰会溅到自己身上；走在路上，看到一些脏物也会作呕，总怕它们沾染到自己身上。因为有了这样的担忧，拉拉就开始频繁洗手，从最初的十几次，逐渐增加到几十次、上百次，她明知道不必要，却控制不住。

当洗手的问题变得愈发严重后，拉拉没办法继续在公司上班了。同事递给她的文件，她甚至都不敢用手去接；公司的电话，她也不敢去碰，一想到电话上可能沾染了别人的口水，就恶心得受不了。她不停地往卫生间跑，可又觉得公司的卫生间是共用的，总是想到上面有不少的细菌和粪便，浑身不舒服……拉拉不希望看到别人对自己指指点点，也没办法在公司里正常工作，就离职了。

当拉拉开始长期居家生活后，她的问题变得更严重了，除了每天不停地洗手，把手洗得破皮以外，她还总担心家里的燃气会泄露，只要有人进厨房，她就要去重新检查燃气；房间里的东西，必须摆放得整整齐齐，某样物品要固定放在某个位置，绝不能变化。

有时候，朋友想约拉拉外出，她心里也是想去的，可无奈怎么也"出不了门"。她总是控制不住地去整理物品，去洗手、洗澡，一脚刚出家门，就觉得沾染了脏东西，要回去重新洗澡，反复折腾数次，已经远远超过了约定的时间，而拉拉依旧无法正常出门。

由于实在无法忍受这样的痛苦，拉拉在母亲的陪同下去了医院，被诊断为"强迫性障碍"。

🦌 我不想那么做，但我控制不了

童话诗人艾伦·亚历山大·米尔恩在《线与方块格子》中，写了这样一个情景：

"无论何时，走在伦敦的大街上，我都会仔细地盯着我的脚步，我要走在街道的方格子里，还要避开狗熊的粪便，因为那狗熊正躲在角落里，准备吃掉那些踩到方块格子之间线上的笨蛋。快回到你的巢穴里去，我对它们说：'狗熊，看看我，只走在方块格子里。'"

是不是很熟悉？是不是与前面案例里的某些情节有相似之处？其实，每个人多少都会有些小怪癖，有时我们也希望它们不存在，但那些想法和习惯却是难以改变的。直到有一天，当我们被强迫观念包围，自由意念失去了掌控，习惯举动变成了强迫行为，我们才可能会意识到，自己掉进了一个名叫"强迫症"的怪圈。

强迫症，简称OCD，是一种以强迫观念和强迫行为为主要临床表现的心理疾病，最主要的特点就是有意识的强迫与反强迫并存，一些毫无意义甚至违背自己意愿的想法或冲动，反复地侵入患者的日常生活。虽然患者体验到这些想法或冲动是来自自身，并极力地反抗，却始终没办法控制。两种强烈的冲突让患者感到巨大的痛苦和焦虑，影响正常的学习、工作、人际交往以及生活起居。

简单来说，患有强迫症的人大多数能够清楚地意识到，他们反复洗手、洗澡、检查等行为是没意义的、荒谬的，可这种冲动又非常强烈，没办法控制住自己不去做……然后，就陷入了恶性循环的怪圈：强迫行为暂时地缓解了强迫观念带来的焦虑不安，但随着强迫行为的持续和不断重复，又让患者脑中的强迫观念变得愈发顽固，难以拔除。就这样，患者必须面对双重的折磨——被强迫观念围攻，还要重复那些让自己痛苦的、尴尬的强迫行为。

通常来说，强迫症患者存在的强迫观念与强迫行为，主要有以下几种：

●强迫观念
1.害怕脏，害怕被污染
2.毫无根据地担心自己患上可怕的疾病
3.厌恶身体分泌物与排泄物
4.过分担忧脏东西、血迹、化学物质、细菌
5.异常关注黏性物质及其残留物
●强迫行为
1.不停地清洁、清洗物品
2.过度地、仪式化地洗手、洗澡、刷牙等
3.坚持认为某些物品被污染，无论怎样洗都不可能"真正干净"

事实上，对强迫症患者而言，他们做出的强迫行为，其初衷并不是为了消除脏东西，而是因为清洁存在特殊的意义。就案例中的拉拉来说，她之所以反复洗手、洗澡，总觉得生活中各种物品脏，是因为前男友与网友发生了关系，这种随意发生的性关系，让她感

到肮脏和厌恶，才在不知不觉中形成了反复清洗身体的行为。

有些强迫症患者有"整理癖"，比如：电影《火柴人》里的男主人公，不允许自己的房间内有一点脏东西，游泳池里落有两片叶子，也会赶紧捞出来。从某种意义上来说，清洁房间的过程，也是清理内心的过程。男主人公从事的是行骗的职业，他不愿意面对内心的自己，因而就通过强迫性洁癖来"消除"这种罪恶感。

无论是出现什么样的强迫观念与强迫行为，请你记住一句话：这并不是你的错，而是强迫症在作祟。美国加州大学洛杉矶分校医学院的知名精神病学教授杰弗里·施瓦兹在《脑锁》里提出：强迫症患者的症状，与患者脑部的生化失衡引发的大脑运转失灵有关。换句话说，当强迫症发作时，你大脑里类似汽车换挡器的那个零件没办法正常工作了。

如果是大脑物质出现了问题，还能治疗吗？这是很多强迫症患者在得知上述情况时的第一感受和疑问。事实上，今天对于强迫症的研究比几十年前深入了许多，治疗方法也变得多样而有效。目前，治疗强迫症主要有三大类措施：药物治疗、心理治疗、神经外科脑手术治疗，这些都是我们在跟强迫症抗争时的帮手和武器。

🦌 怎样判断自己是否得了强迫症

毫无疑问，强迫症是一种严重的精神障碍，但是不是出现了一些"怪癖"，比如："出门后总担心自己没有关燃气、没有锁门""摆放物品总要按照一定的秩序，打乱就觉得难受"，就一定是得了强迫症呢？

先不要自己吓唬自己，现实中常见的情况是，多数人只是强迫型人格，而不是得了强迫症，前者的危害比后者小很多。那么，这两者有什么区别呢？

区别1：两者的强迫观念和强迫行为不一样

强迫型人格的人，他所谓的"强迫观念"和"强迫性为"，更像是怪癖或特异的行为。比如：一位强迫型人格的中年女士，留着许多30年前的老物件不肯扔，始终相信它们是有价值的；另一位患有强迫症的年轻男孩，他的屋子里堆满了明明知道没什么意义、也没用的垃圾，却无法将它们扔掉。

区别2：两者对强迫行为的主观感受不一样

对反复清洁和检查这一强迫行为来说，强迫型人格是很享受的，他们认为：如果家里人都这么爱干净的话，那问题就不存在了；出门的时候会戴上口罩、消毒纸巾。然而，强迫症患者对此感受到的是痛苦，他们可能会拒绝出门，当家人归来后也会对他们进行"消毒"。

了解这些以后，又该如何自我检测，判别自己是否得了强迫症呢？

这里推荐三套专业的测试：明尼苏达多项人格调查表（MMPI），90项症状清单（SCL—90），和YALE-BROWN强迫量表。我们在此附加一个简单的测试，但要说明的是，这个测试结果只能作为参考，不能直接作为诊断依据，具体结果还是要请教医生进行评估诊断。

·问题1：强迫观念或强迫行为，每天会占用你多少时间

A.没有

B.轻度（1小时）

C.中度（1~3小时）

D.严重（3~8小时）

E.非常严重（几乎占据所有清醒的时间）

·问题2：强迫观念或强迫行为，对你的生活有多大影响

A.没有

B.轻度（大部分生活不受影响）

C.中度（小部分生活受到影响）

D.严重（对工作和社交有影响，还可以控制）

E.非常严重（对生活各个方面都有影响，无法控制）

·问题3：对强迫观念或强迫行为有抵抗心理吗

A.没有

B.轻度（念头微弱，无须抵抗）

C.中度（大部分情况下尝试抵抗）

D.严重（已经在努力地抵抗）

E.非常严重（完全屈服于念头，放弃抵抗）

对于上述的三个问题，如果其中任意一条的答案是"D"或"E"，极有可能就是患上了强迫症。如果是这样的话，一定要去看医生，切不要逃避。因为强迫症会给我们发送"错误的信息"，让我们陷入怀疑和恐惧中，且这种状态就犹如面对两扇门，一扇门的看守告诉你：这样做，你就该死；另一扇门的看守告诉你：不这样做，你会死得很惨！它们逼着你做选择，可怎么选择都是"死路一条"。

被强迫症缠绕的人，每天都要跟看不见的"敌人"作斗争，这种斗争会让人精疲力竭，内心的无力感和沮丧感会与日俱增。但无论怎样，强迫症不是不可治的，我们一定要保持信心，避免被这个恶魔吞噬。

🦌 天助自助人，你要比强迫症更强大

美国研究人员杰弗瑞·M.史瓦特与贝弗利·贝耶特通过详细的调查研究发现，如果强迫症患者主动学习驾驭强迫症，调整自己的思维，配合药物和行为治疗，被治愈的成功率可以达到80%。剩下那些没有被治愈的人，甚至病情变得更为严重的人，绝大多数都是因为丧失了斗志，自甘沉沦。

强迫症就像一只贪得无厌的怪兽，你越是妥协退让，它越是得寸进尺。听从症状的吩咐，只能换得片刻的缓解，但随之而来的，就是强度更大的强迫念头与冲动，这种恶性循环会不断地进行下去。为此，杰弗瑞和贝弗利两位研究者，对强迫症患者们提出了一个真诚的忠告："无论从身体上还是心理上，你都必须要比强迫症更强大。如果屈服于症状，会让你的情况进一步恶化，使你只能待在房间里，待在床上，像一棵蔬菜那样腐烂掉。"

为了避免被强迫症完全操控，有几件事情是我们一定要警醒和控制的：

· 不要封闭自我，沉迷于痛苦中

现实中有不少人在患强迫症之后，会把自己关闭在屋子里，谁也不见，什么也不做，就呆呆地窝在房间里。这不是在疗伤，而是一种对痛苦的沉迷。《少有人走的路》里开篇就说道，人生实苦。

不听命于强迫症，就要学会面对现实，接受痛苦。

如果症状尚未发展到严重影响你无法执行原来角色功能的程度，那就继续上学或工作，这样能够让许多相关的治疗更容易实施。如果长期封闭自己，就导致过多的精神能量无处释放，继而更多地关注自己的症状和状态，让强迫变得更严重。

· 不要盲目夸大强迫症，被感觉愚弄

认识到强迫症的病症与危害是好事，但如果过分夸大强迫症的力量，对它过度恐惧，总是不停地暗示自己：我没法避免，我控制不了……就会导致强迫的症状越来越严重。我们要学会客观、正确地看待强迫症，不要任由其摆布，也不要高估它。哪怕偶尔不得不听从于它，也没关系，只需提醒自己：这是强迫症，下次我要战胜它。

为了避免过分夸大强迫症，美国一位临床心理学家提出了一个方法，即别被感觉愚弄。他指出，强迫观念带来的心理震动和感觉通常会击垮患者，患者只有明确知晓自己的恐惧是不合理的，才能够停止恐惧，释放出力量。具体的做法，可以参考以下步骤：

Step1：列出你有过的强迫观念和行为，写下它们给你带来的心理震动。

Step2：你认为自己为什么会有这样的感觉？写出原因。

Step3：回忆你在面对这些恐惧时的做法。当时，你是否出现了心跳过速、呼吸急促的症状？事实上，这是你的身体在做准备，它在提醒你已经接近了过去害怕的那些东西。

Step4：根据自己的症状，你感觉有哪些"危险"要降临？写出来。

Step5：列出一些尚未成为现实的危险，比如：看恐怖片时，就算在自己的家里，你也会害怕……类似这样的情况。

Step6：你尝试做了什么，让自己放松下来？在因为强迫症而感到恐惧时，能不能也用这样的方式来处理？

经过这样的思考，可以帮助强迫症患者明白，不必为了某些感觉而担忧。当你不再去夸大它的威力时，就增加了应对它的勇气，而不是在想象的恐惧中沦为它的奴隶。

· 不要扩大强迫症，陷入不断泛化的怪圈

心理学上有一个名词叫"泛化"，指的是某种反应（包括行为、心理、生理反应）和某种刺激源形成联系后，对于其他类似的刺激源，都会出现该类反应。很多强迫症患者，最初的强迫观念只有一个，后来发展到强迫的观念越来越多，一个接一个地强迫，或是同时强迫，又或者一个替代一个地强迫。

通常来说，性格比较内向，同时又有完美主义情结、敏感固执的患者，比较容易出现泛化的情况。如果要阻止强迫的泛化，就要充分意识到泛化的存在。假如在出现泛化的时候，能够及时地认识到这不是出现了什么特殊的问题，而是症状在泛化，内心的焦虑情绪就会降低。倘若能够做到不去理睬这些反复出现的观念，泛化就不会对患者产生太大的影响，最怕的就是反复琢磨它，结果就掉进了不断泛化的怪圈。

· 不要坐等强迫症消失，寄托于虚无的幻想

现实中的确存在这样的案例，某人曾经有反复洗手的行为，但后来这些行为消失了，他们此后的人生也没有受到强迫症的困扰。

于是，很多人也希冀着，这样的奇迹能发生在自己身上，终日祈祷强迫症可以主动离开自己。

这是一个不明智的做法，我们知道强迫症的问题是脑子"卡壳"了，想让复杂的大脑重新回归正常的工作，即便真有这样的可能，也得需要漫长的时间。在这段时间里，难道要任由强迫症肆意地折磨自己吗？所以，千万不要坐等强迫症消失，寄托于缥缈的幻想，那无异于把自己狠心丢在强迫症的怪圈里。如果真要祈祷，不如祈求自己能够找到解决问题的方法，要知道"天助自助人"。

那么，强迫症患者该如何来实现自我帮助、自我疗愈呢？关于具体的方法，我们会在后面的内容中有序地介绍。简单概括来说，需要做好以下三件事：

·第一件事：正确认识强迫症，了解自己的强迫症状况

"知己知彼，战无不胜"的道理，想必大家都听过。只有正确、充分地了解强迫症，才能帮助自己克服它，我们可以通过专业的书籍或向医生咨询来获取。同时，鉴于每个人的强迫症情况不一样，我们必须对自己的病况有真实的了解，列出自己有哪些强迫观念，根据严重程度和麻烦大小进行排序，并列出这些强迫观念导致的强迫行为。有了这样一个清单，就能够知道自己的病症程度，是比想象中稍好，还是更差？继而采取相应的措施。

·第二件事：接受无法改变的事实，强迫症无法即刻消失

走上自我疗愈之路，就意味着要接受无法改变的事实，即强迫症无法在短时间内彻底从你的生活中消失，治愈它是一个长期的过程。了解这一点非常重要，这能够避免在尝试一次努力而遭遇失败

后，丧失斗志和信心。当你认识到疗愈的过程中会经历反复，就已经从中汲取到了力量，并日渐变得强大。慢慢地，你也会不那么在意那些困扰你的念头。

·第三件事：改变被动的状态，采取积极主动的行动

我们在前面说过，如果强迫症的症状不严重，那么一定不要把自己封闭起来，陷入无所事事之中，这是强迫症的大敌。一个无事可做的人，是不可能调动精神力量为卡壳的大脑解锁的，只会让强迫症变得更糟。

真正有助于疗愈强迫症的做法，是找到一件你自己必须要做的事情（能够创造价值，有益于他人），而不是强迫症要你做的事情，这是一个很重要的选择。比如：你走在上班或上学的路上，强迫症要你回去检查门锁、检查燃气，这个时候你就要提醒自己：上班或上学更重要！如此，你就有动力继续往前走，这样的选择也能够帮助你提升信心，改善病症。

总而言之，没有什么灵丹妙药能够瞬间治愈强迫症，我们唯一能够做的就是，不忽略它、不恐惧它，也决不顺从于它。积极地与它作战，表现得比它更加强大，这才是自助的正途。

🦌 森田疗法：顺其自然，为所当为

我们已经知道，逃避和抗拒是解决不了问题的，承认和接纳强迫症的存在，积极地找寻疗愈之道，尽可能地像健康人一样生活，才能保证患者不丧失自己的生活与社会功能。

为了实现上述的目标，许多强迫症患者都曾尝试用"森田疗法"来进行自我治疗。

所谓"森田疗法"，是日本东京慈惠会医科大学森田正马教授在1920年创立的一种心理治疗方法，是公认的治疗强迫症较为有效的办法，在地位上可与精神分析疗法、行为疗法相提并论。然而，不尽人意的是，许多强迫症患者在使用"森田疗法"进行自我疗愈时，并没有获得预期的效果。这就让人产生了疑惑："森田疗法"到底能不能治疗强迫症呢？

答案是肯定的，"森田疗法"本身没有问题，真正的问题在于，很多人未能正确理解"森田疗法"的理论和治疗精神。在森田正马教授看来，强迫症患者原本没什么心身异常，只是存在疑病素质，也就是对某种原本正常的感觉视作异常，想要排斥和控制这种感觉，结果却把注意力固着在了这种感觉上，导致注意与感觉相互加强，形成精神交互作用。为此，森田教授提出了两条治疗强迫症的精髓原则——顺其自然，为所当为。

· 原则1：顺其自然

我们在生活中经常会说到"顺其自然"这四个字，大致意思就是顺应事物的自然发展，不做人为的干涉。那么，森田教授提出的"顺其自然"原则，也是任由强迫症自然发展吗？

请注意，这是一个关键性的问题，能否正确理解"顺其自然"，是治疗强迫症是否有效的前提。事实上，森田教授所说的"顺其自然"，绝不是放任不管，沉溺在强迫症的症状中，他说的是禅学上的"顺其自然"，即花开花谢，日出日落，都是自然规律，只有遵循和接受，才能过得快乐。将其引申到强迫症的治疗中，就是说：承认强迫症的症状，接纳它们的存在，不把它看得那么重要。当你不过分在意症状了，情绪才会平静；而情绪平静了，症状才能得到缓解和消退。

为什么要特别强调"顺其自然"呢？这是因为，许多患者对强迫症存在憎恨情绪，迫切地希望自己早点好起来，在无法抵抗强迫冲动时会感到自责，这些都会影响他们接纳症状。如果不承认和接纳强迫症状的存在，就会消耗大量的精力去驱赶它，结果适得其反。这种行为就像是不停地揭伤疤，伤口刚刚要愈合，你就去抠它，它必然又得流血。如此反复，伤疤只会越来越大。如果你接受了它的存在，不去刻意理会，身体的自愈能力就会让它自然脱落。

· 原则2：为所当为

当我们能够正确理解"顺其自然"以后，"森田疗法"鼓励强迫症患者带着症状——"为所当为"。什么叫"为所当为"呢？简单来说，就是该做什么就做什么。

请注意，这依然是一个禅学上的概念。如果错误地理解了"为所当为"，那就有可能在症状来临时，机械地、不停地去做那些无意义的事，这样是没办法帮助患者痊愈的，还可能会演化成另一种强迫症状。

森田教授说的"为所当为"，是让强迫症患者像健康人一样去生活。健康人的注意力始终关注在生活中他们该去做的一些事上，而不是关注在某一个念头或情绪上，所以强迫症不会发生在他们身上。所以，想要消除强迫症，患者也要把注意力放在自己应该去做的事情上，该吃饭就吃饭，该睡觉就睡觉，该工作就工作，该娱乐就娱乐，把这些生活的基本部分做好，尽量不刻意去在意自己的症状。时间久了，就会改变过去那种固着于念头或情绪的习惯，而强迫症状也会在"为所当为"中慢慢减轻和消退。

在最初的一段时间里，患者可能还是会因为自己的强迫观念而痛苦，但只要相信它们迟早是会消失的，并努力地做好现实生活中自己该去做的事情，那些困扰你的念头就会在专注做事的过程中不知不觉地消失，这就是带着症状生活——顺其自然，为所当为。

🦌 重新归因：做一个全然的旁观者

强迫症是一种医学意义上的疾病，与大脑的内部工作有密切关系。对患者而言，清晰地意识到，那些强迫观念和强迫行为都是强迫症导致的，而不是他们自己。这种全然觉知的方式，对治疗强迫症有积极的意义，因为它让患者辨别那些滋扰自己的不良情绪，重新确认为由脑部错误信息引起的强迫症状。

举个简单的例子，当一名强迫症患者遭受症状困扰时，他可以提醒自己说："我不觉得有洗手的必要，是我的强迫观念让我去洗手""我不认为自己的身体脏，是我的强迫观念说我的身体脏"。如果这名患者经常下意识地这样做，就算不能立刻把强迫冲动赶走，也能为积极对付强迫观念和强迫行为奠定基础。

这种全然觉知的对付强迫症的方法，就是要跳出强迫症的"局"，设法做一个不偏不倚的旁观者。当强迫症的症状来袭时，告诉自己："这是大脑发出的一条错误信息，如果我改变自己的行为，就有可能改变大脑的运作方式。"

方法介绍完了，简单好理解，但真正去执行的话，却需要具备强大的意志力，并付出艰辛的努力。当患者被那些恼人的念头缠绕、处在痛苦的情境中时，让她们保持不偏不倚地保持旁观者的立场，非常艰难。所以，我们也劝慰强迫症患者，在使用这一方法自我疗愈的过程中，如果痛苦过大，且作出的努力几乎让自己精疲力尽，不妨屈从一下，去做强迫行为，将其视为后退的一小步。只要长期坚持练习，症状还是会得到改善的。

一位亲自实践全然觉知方法的强迫症患者坦言："有很多次，虽然我不断澄清：强迫的原因是大脑化学物质失衡了，引发的感觉是无意义的症状。可当病症猛烈地朝我袭来时，我还是没办法做到这一点。所幸的是，我没有放弃努力。渐渐地，我开始善于识别了，知道什么是强迫症，什么是有实际意义的担忧和焦虑。当强迫观念袭来的时候，我没有以前那么紧张了，而是可以告诉自己：不要再纠缠于这个念头了，这些我以前经历过太多次了，被病症的伎俩蒙骗毫无意义。就这样，大约经过一刻钟或半小时，侵入性的念头就会慢慢消散。"

正所谓："当局者迷，旁观者清。"当病症来袭时，跳出强迫症的怪圈，以一个旁观者的姿态去审视它，告诉自己："不是我的错，是强迫观念惹的祸"，能够帮助我们更加清醒地认识和对待强迫症。事实上，强迫观念从来没有真正掌握我们的意志，我们也一直都可以控制自己对症状的反应。

只不过，治疗强迫症是一个长期的过程，需要有充足的心理准备和耐心。就像我们前面说的，实在痛苦难耐时，不妨屈服一下，毕竟这不是一次性战役，而是一场又一场的攻坚战，我们要不断地去应对困扰性念头以及强迫行为。所以，在跟强迫症对战时，不要试图通过一次狂热的行动就彻底将那些强迫观念和行为击退，要学会循序渐进，在稳扎稳打中赢得胜利。

🦌 亲爱的，不要独自在痛苦中煎熬

对现实生活中保守强迫症折磨的患者来说，阻碍他们疗愈的一个不可忽视的因素，是他们把自己的强迫症藏得很深，以至于无人发现。这种保守患病秘密的本能，可以说是强迫症治疗过程中的最大的一个敌人。

如果倒退200年的话，强迫症或许会被认为是一种罕见病，可在今天它已经越来越被人们所熟知，人们对于强迫症的认知度和容忍度也在提高。所以，亲爱的强迫症患者们，强迫症不是隐疾，不用为此感到羞耻和恐惧，也别再把自己困在"不能说的秘密"里，一个人默默地忍受煎熬，社会关爱和精神支持可以更好地帮助我们疗愈病症。

Y的强迫症要求他必须待在一个绝对有序的环境里，起初家人和女友都不理解他的行为，还为此闹了不少别扭。经过慎重的考虑，Y决定向家人和女友说明实情。这件事情公开后，周围人都释然了，也变得更加开放。

最受益的人当然是Y，他不用再把自己笼罩在心理防御网中，去小心翼翼地隐藏自己，或是戒备他人。他可以大方地承认自己的其他弱点，偶尔还会幽默地自嘲一下。这对于疗愈他的强迫症也起到了积极的作用，让他不再时刻关注自己的症状，融洽的人际关系转移了部分注意力，让他也像其他人一样发挥出了自己的社会功能。

不少强迫症患者也曾想过向亲近的家人朋友坦白，却不知道该如何开口，很担心自己的坦白会把对方"吓"到，或是无法获得对方的理解。如果真的发生那样的情况，对他们而言，可能会变成"二次伤害"。那么，强迫症患者该如何讲述自己的病况才比较妥帖呢？

第一步，找到恰当的、正式的时机，向亲友吐露自己的问题。所谓恰当和正式，主要是指，在大家都比较冷静和理智的时候，去谈论这件事情。如果当时的气氛比较活跃，大家都沉浸在玩笑和娱乐中，说这件事就不太合适，会给他们"当头一棒"的感觉。

第二步，讲述你的强迫观念和强迫行为，让对方知道你患了强迫症。在做这件事之前，可以购买一些相关的书籍，或推荐一些涉及强迫症症状的影片，以便让周围的亲友客观正确地了解强迫症，从而正确认识你的病况，避免无谓的焦虑和恐惧。

第三步，告诉亲友你的治疗计划，请求他们的帮助。如果你只是把自己的病情告知亲友，他们可能会很茫然，不知所措。对此，美国的杰弗里·施瓦兹教授提议："帮助家庭成员更多地学习强迫症的治疗知识，以减少和避免他们对你毫无建设意义的批评，或者是错误地助长你的强迫症。"

做好上述的三件事，相信能够为你和家人化解过去因互不理解而导致的矛盾，并有效地帮助你们重建良好的沟通关系。总而言之，选择合适的方式，袒露你的实情，引导亲友认识强迫症，会让你获得支持与力量，发自内心地感受到：你不是孤身一人在奋战！

Part 07

内疚｜从此，不再以痛苦缓解痛苦

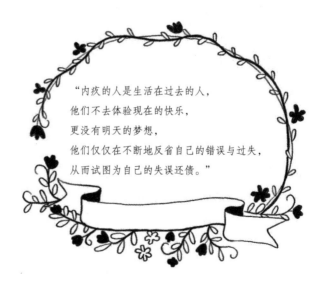

"内疚的人是生活在过去的人，
他们不去体验现在的快乐，
更没有明天的梦想，
他们仅仅在不断地反省自己的错误与过失，
从而试图为自己的失误还债。"

［案例呈现］婚外的错爱

走进心理咨询室后，赵女士足足沉默了五分钟之久，才缓缓开口，述说她的困惑。

46岁的赵女士，接受过良好的高等教育，现从事科研工作。一年前，在一次学术研讨会上，她认识了M男士。M男士在会上的演讲，赢得了业内人士的高度认可和赞誉，一向有些清高的赵女士，也不禁被M男士的儒雅外表与学者气质吸引了。

恰好，在分组活动中，M男士和赵女士被分在同一小组，这又为他们创造了进一步接触了解的机会。赵女士发现，M男士无论是待人还是接物，都表现得彬彬有礼，且谈吐也很幽默，使得赵女士不由自主地靠近他。

那次的研讨会结束后，赵女士和M男士依旧保持着密切的联络，两个人也开始互生好感。之后，两人又共同参加了一次在外地的培训，也就是那一次的再会，让他们跨越了正常交往的界限。M男士说，他很喜欢赵女士，欣赏她的才华和能力，并向她承诺说，一定要跟她"好"下去。

这份承诺，其实是没什么意义的，因为M男士和赵女士，各自都有家庭。就赵女士而言，她并不想要拆散对方的家庭，也不想伤害自己的丈夫和女儿，她和M男士之间的关系，更像是一种情感寄托。

当心理咨询师提出让赵女士具体解释一下"情感寄托"时，赵女士讲到，她觉得M男士和自己的丈夫不是一类人，相比之下，M男士是她比较欣赏的类型。现在，这份情感寄托给赵女士的生活造成了极大的困扰，也让她背负了沉重的心理压力。

赵女士解释说："自从那次培训之后，我们几乎每个月都会相约在不同的地方见面，每一次我都骗丈夫和女儿说是外出学习，其实是跟M男士相聚。原本我就觉得对不起这个家，对不起丈夫和女儿，可更让我痛苦的是，和M男士接触多了，我发现他似乎并不如我想象中那么完美，甚至根本不值得我这样做……因为他一直在骗我。"

M男士告诉赵女士，他和妻子关系不好，除了她以外再没有其他人能入自己的心。然而，赵女士半月前却接到了一个陌生女人的来电，声称是M男士的妻子，并警告赵女士不要再"破坏"她的家庭，总是缠着M男士，他已经很厌烦了。

赵女士不敢相信自己的耳朵，就想找M男士问个究竟。没想到，她的微信被M男士删除了，对方的电话也已停机。赵女士惊愕了，大脑一片空白，随即就陷入了痛苦中。这份痛苦中，有一部分是对M男士的行为感到愤怒，更多的是后悔自己怎么会看上这样一个男人。到了这一刻，赵女士才想起了丈夫的忠厚、踏实，觉得他在人品上胜过M百倍。

至此，赵女士和M男士的这段瓜葛，算是结束了。可在赵女士心里，这件事的阴影却一直弥漫着，她觉得自己很对不起丈夫和女儿，强烈的内疚感包裹着她，让她夜夜失眠，不想吃东西，没心思工作，对生活也丧失了兴趣。这半个月来，她一直请假在家休息，丈夫见她无精打采的样子，很是担心，建议她去看医生。丈夫的关心和贴心，更让赵女士觉得对不起他，甚至冒出了"还不如死了算了"的念头，可一想到还在读高中的女儿又不忍心，她怎么能够因为想要自己摆脱痛苦，而害女儿承受丧母之痛呢？

经过多次与心理咨询师的探讨沟通，最终赵女士认识到：人活一生难免会犯错，重要的是认识到错误之后怎样去做。过去发生的一切已无法改变，而她还有能力去做的就是珍惜家人，和他们一起好好生活，让一切重新开始。

🦌 识别"健康"与"不健康"的内疚

什么是内疚？心理学家霍夫曼认为："内疚是个体危害了别人的行为，或违反了个人的道德准则，而产生良心上的反省，对行为负有责任的一种负性体验。"

世间不存在完人或圣人，没有谁能保证自己的言行举止完全符合自己订立的标准，哪怕是非常优秀的人，也难免会有意无意地做出冒犯或伤害他人的行为。所以，内疚的感受对我们而言并不陌生，甚至是很熟悉的一种体验。相关研究的统计数据显示：人们每天大约有2小时会感觉轻微的内疚，每个月大约有3.5小时会感觉严重内疚。

适当的内疚是健康的，是我们获取责任感的重要方式，提醒我们做一个善良的、对他人有益的人。它犹如一个警报器，如果我们已经做了或即将做出一些违反个人标准，或会对他人造成伤害的事情，可以及时地对自己的行为进行评估和调整，尽力弥补，并向他人道歉。在这样的情况下，内疚感很快就可以消散。

然而，凡事有度，过犹不及。如果内疚感过于强烈，且长期弥漫不散，那就是不健康的内疚了，它会成为心灵上的毒药。美国纽约大学心理学博士盖伊·温奇认为：不健康的内疚，多半都与人际关系相关，它们通常有以下几种形式：

·未解决的内疚——想要道歉和弥补却没有做，或是做了没有得到原谅

·内心独白——"不是所有的伤害，都有机会说一声'对不起'"

对他人有意无意的冒犯或伤害，都可能会引发内疚感。如果我们认识到了问题所在，且想承认和弥补错误，只是不知道该选择什么时候道歉比较合适，就一直搁置着这件事。在这样的情况下，内疚感就会持续存在。比如：某男在年少无知的时候，以侮辱性的言辞伤害了一位身体有缺陷的同学，待成年后回想起来，深觉不该如此。只是，多年过去了，再也没有那位同学的消息，这份无法解决的内疚，就成了他心头难以愈合的伤口。

还有一种情况是，有时尽管我们采取了道歉的行动，但因为对方遭受的伤害过大，无法给予原谅，这也会导致我们的内疚感无法消除，继而发酵成为一种情绪毒素。

·幸存者内疚——为自己在创伤事件中幸存而内疚，宁愿自己也遭遇不幸

·内心独白——"对不起，我活了下来"

20世纪60年代，研究者在针对犹太人大屠杀的研究中发现：那些在痛苦中幸存下来的人们，并没有想象中那么幸福快乐、感恩生活。相反，他们一直在饱受"内疚"与"自责"的煎熬。后来，研究者们又在自然灾害、战争、恐怖袭击、空难等天灾人祸中，相继发现了这样的情况。自此，这种现象就被命名为"幸存者内疚"。

随着研究的深入，人们发现"幸存者内疚"不只在极端情境下

会出现，在日常的考试、裁员、竞争等更广泛的情境中也存在。比如：经济危机之下，不少同事被裁，而自己却留下了；高考过后，自己考上了好的大学，同伴却落榜了。

·分离内疚——因照顾或处理自身的事情，没有考虑或照顾到他人

·内心独白——"我去外面看世界、长见识，父母却在承受孤独"

这种情况在生活中是很常见的，比如：有些女性在产假结束重回职场后，遇到出差等情况，总觉得对不起孩子；有些人因出国读书或工作，不能经常陪伴在父母身边，哪怕父母得到了很好的照顾，也可能会产生分离内疚，因为父母会想念自己。

·不忠的内疚——追寻个人目标时，没有遵从亲友的意愿与期待

·内心独白——"对不起，妈妈，我让您失望了"

有一对从事教育工作的父母，对儿子寄予厚望，希望他将来能够在学业上有所建树，但儿子却没有遵从父母的意愿，坚持选择与朋友一起创业。尽管他按照自己的想法作出了选择，可心里却总觉得对不住父母。

以上四种形式的内疚，都属于不健康的内疚，需要我们识别和注意。一旦任由这些内疚感持续，将会严重影响我们的心理健康和生活质量。有时，为了减轻犯错导致的内疚，一些人还会尝试自我惩罚，做出自我破坏甚至是自我毁灭的行为，试图"以痛苦缓解痛苦"。

无论是什么原因（自身有错或无错）导致了不健康的内疚，我们都不能坐以待毙，要根据实际情况选择恰当的方式去处理，为自己缓解情绪痛苦，积极地解决实际问题。

🦌 让道歉真诚而有效的4个重要因素

从理论上讲，当我们意识到了自己的行为给他人造成了伤害，并主动向对方表达歉意，如果过错不算太重的话，对方应该会予以原谅。然而，实践研究表明：针对冒犯进行简单的道歉，其无效的概率远远超过我们的想象。更糟糕的是，这种处理方式还可能会让对方认为，我们的道歉是言不由衷的，完全是在敷衍，进而导致事态升级。

为什么会出现道歉无效的情况呢？这个问题困扰了心理学家们多年，尽管他们也进行了大量的研究调查，但侧重点全都指向了道歉的是原因与时机，而没有深入考虑道歉的方式，以及有效道歉与无效道歉的区别。后来，人际关系专家与研究人员意识到了这一点，又开始研究怎样道歉才能够获取对方的原谅，并最终发现了影响道歉效果的4个重要因素：

·要素1：共情对方的感受

假如有人冒犯了你，让你失望了，你会只想听一句云淡风轻的"对不起"吗？我想，这轻飘飘的三个字，肯定无法让你平息内心的愤怒与难过。相比之下，你可能更希望对方能够"明白"你的感受，并在道歉中表示出，他已经认识到自己的言行给你造成了情绪痛苦，并愿意为此承担全部的责任。当对方这样做的时候，相信你的负面情绪能够得到大幅度的缓解，也更容易放下内心的怨怼。

人际交往中有一个"黄金法则"，即你希望别人如何对待你，你就用那样的方式去对待别人。就上述的情况而言，如果受到伤害的人是你，你希望对方能够真切地"理解"你的感受，那么当你给别人造成伤害并准备去道歉时，也要记得共情对方的感受。

那么，该怎样去共情对方的感受呢？以下几件事，请务必记于心：

（1）允许对方描述事件的经过，这样可以跳出自己的视角，掌握全部的事实。

（2）从对方的角度去阐述你对事件的理解，不去分析它是否合理。

（3）告诉对方，你能够体会到这件事情对他/她造成的伤害。

（4）共情对方的情绪感受，表达你的自责。

· 要素2：提出弥补的措施

在共情了对方的感受以后，还要向受害方表明，你想要为此提供相应的补偿或赎罪。哪怕对方不接受，或可弥补的部分很少，也要这样做。对于受害方而言，这是很有意义的，至少他/她感受到了，你在试图采取行动来恢复公平与公正，也在进一步对自己的遗憾和懊悔做出正确的处理。

· 要素3：承认错误，保证改过的决心

想要获得受害方的原谅，让其知道我们在此次事件中汲取了教训，至关重要。我们必须要明确地承认，自己的行为违反了哪些规范或期望，并且保证今后不会重蹈覆辙。如果有可能的话，还应当提出明确的计划，让对方看到你的决心和诚意。

· 要素4：用实际行动去证明自己

空口承诺是无效的，必须要用实际行动来证明。当你真的说到做到了，可以再度和对方确认一下，他/她是否已经原谅你了？这样的做法，可以促进彼此的关系，增强信任。

为了更好地理解上述的四个因素，我们可以结合一个实际情境来做个呈现：

妻子和丈夫吵架了，原因是丈夫近一个月来，总是很晚回家。家里的大小事务，全都落在妻子身上，看到家里的地板上、洗脸池上、枕头上总是沾着妻子脱落的头发，丈夫深感内疚。于是，丈夫准备向妻子道歉，请求她的原谅：

"亲爱的，对不起，我最近回来得太晚，家里的事情都是你在操持，我知道带孩子、做家务特别辛苦，都是我的错。（共情妻子的感受）

"今天太晚了，你也累了，别收拾厨房了，明天早上我来收拾，顺便给孩子做早饭，送他上学，你多睡一会儿。（提出弥补的措施）

"我为了应酬忽略了你和孩子，是我的问题。我保证，今后没有特别重要的事，我就把应酬全都推掉，尽早回家吃饭。如果是避不开的应酬，我就少喝酒或不喝酒，吃完饭就回来。"（承认错误，保证改过的决心）

接下来的一段时间，丈夫每天下了班就回家，最晚没有超过8点钟。然后，丈夫再次询问妻子："亲爱的，我答应过你每天早点回来，不是随便说说，我是真的意识到自己的问题了，也愿意改正。现在，你不生我的气了吧？"（用实际行动证明自己）

以上，就是有效道歉的四个步骤，你学会了吗？

🦌 别人不原谅你时，请学会自我宽恕

如果前一个小节的措施是有效的，被伤害的人接受了我们道歉，并且予以原谅，那我们的内疚感会得到很大的缓解。然而，生活不能尽如人意，在某些情况下，虽然我们意识到了自己给他人造成了伤害，却没有机会跟对方道歉，或是努力了半天也没有获得原谅。面对这样的现实情境，我们该怎样做呢？

显然，无法取得被伤害者的原谅，会让我们的内疚感变得更强烈。这个时候，唯一能够缓解痛苦的方式就是——自我宽恕。这是一个过程，不是一个简单的决定，且在情感上也极具挑战性，但请相信你为之所做的努力都是值得的。学会了自我宽恕，才能让我们有勇气面对被自己伤害的人，减少自我惩罚与自我毁灭的倾向，回归正常的生活。

说来只是简简单单的四个字，可真的要做到自我宽恕，却并不容易。我们要明白，自我宽恕不代表我们没有错，也不意味着我们的行为应该被宽恕或遗忘。我们必须要承认自己的错误，承认自己对他人造成的伤害，同时对自己的行为承担全部的责任，正视自身的问题所在。唯有完成这样的自我检讨，才能够真正地自我原谅。

对此，我们可以借鉴美国心理学博士盖伊·温奇介绍的有关自我宽恕的练习：

· Step1：明确自己的问题与责任

（1）描述他人感觉你的哪些行为让他/她受到了伤害？

（2）观察你的描述，去除一些修饰语或借口。

例："她说我羞辱了她"，将这样的描述改为："她感觉自己受到了羞辱"。

（3）从情感和现实两个方面概括对方受到的伤害。

例如："我当着众人的面接了她的短，导致公司上下对她议论纷纷，这可能会让她失去工作，断了经济来源。同时，她的名誉和自尊心也受到了损害。"

（4）观察你的描述，确保做到客观准确，不要找太多借口，也不要过于自责。

（5）完成对整个事件的描述，以及你在事件中的真实责任后，要考虑"减轻罪行"的因素。你是故意这样做，还是事出有因？如果是故意伤害对方，要解释为什么这样做？如果不是的话，你的初衷是什么？又是什么原因造成了这样的结果？

（6）有哪些因素是情有可原的？它们为何会导致你做这样的事？这不是为了给自己的行为找借口，而是要了解事情发生的背景，从而找到方法谅解自己。

通过上述的"问责"，我们会对自己的行为及其后果、原因有一个客观的认识。倘若无法弥补受伤害者，唯一可以清除内疚的方式就是确保自己不会再犯，而后采取一些补偿来抵消自责，以便"恢复平衡"。

· Step2：制订改正计划恢复平衡

（1）你要在思维、行为、习惯或生活方式上，做出怎样的改变，才能最大限度地避免重蹈覆辙？然后，制订一个计划安排。

（2）将重复犯错的概率降到最低之后，就要为自己的行为进行有意义的补偿，来抵消内疚与自责。一个女孩多次以学习的名义向母亲要钱，实则是为接济不务正业的男友。当她终于认识到，这样的人不值得交往后，对自己之前欺骗母亲的行为感到十分内疚。她无法开口向母亲阐明事实，那样做的话会让母亲更难过。为了消除内心的愧疚，女孩把每个月的工资拿出来1/3存在一张卡上，慢慢"偿还"过去从母亲那里拿的钱。

（3）以自己的方式举行一个仪式，纪念"赎罪"完成，继而宽恕自己。当女孩往卡里存够2万元后，她请母亲去吃了一顿精致的晚餐，并将这张卡交给了母亲。母亲激动得流泪，而她也以这样的仪式，宣告内疚的结束。

总之，不管出于什么原因，当你无法获得受害方的原谅时，别忘了自我宽恕。

🦌 没有过错的"内疚"更需要放下

前面介绍的缓解内疚的方法，都是针对自身存在过错行为，也确实给他人造成了一定伤害的情况。然而，与真的做错了什么相比，没有过错引发的内疚，如：分离内疚、不忠诚的内疚以及幸存者内疚，更值得我们学会原谅和放下。换而言之，我们没有办法撤销他人的痛苦，但我们可以选择结束自己的痛苦。

·处理分离内疚——"好好爱自己，才有余力爱他人"

Mary的丈夫四年前因车祸导致右腿截肢、右臂神经受损，丈夫正在学着接受并适应坐轮椅和戴假肢的生活，但Mary却因为丈夫成了残疾人而留下了一块心病。她希望时刻都能陪在丈夫身边，这样就能防止丈夫因站立不稳而摔跟头。可Mary有正式的工作，为了生活她不能辞职在家，因而总觉得"对不起"丈夫，没办法好好照顾他。

【Mary的内疚独白】"不能时刻陪着你、照顾你，我感到很对不起你。"

【驱除内疚的转念】"好好工作，才能为家人创造更好的生活条件；把他当成'正常人'对待，才是对他最大的尊重和最好的帮助。"

Jessica是一名企业高管，有了孩子之后，她也没停下奋斗的脚步，毕竟坐到今天这个位置并不容易。她给家里雇了育儿嫂和保姆，专门负责照看孩子和做家务，所雇用的人也比较忠厚靠谱。可即便如此，Jessica还是因为无法全天候陪伴孩子而感到内疚，觉得自己不是一个"称职"的好妈妈。

【Jessica的内疚独白】"不能每天陪伴孩子，错过很多成长的瞬间，我不是'好妈妈'。"

【驱除内疚的转念】"孩子终有一天要长大，要离开家，迟早要学会适应和独立，我不能永远陪在她身边。作为妈妈，我也要为女儿树立榜样，努力实现个人价值。虽然做不到时刻陪伴，但我可以尽力给予孩子高质量的陪伴。"

· 处理不忠内疚——"我能理解你，同时也尊重我自己"

33岁的Elva一直没有恋爱结婚，母亲催婚的频次越来越高，几次托人给Elva介绍对象，她总是避而不见，或是直接回绝。为了避免母女之间再度因为这件事争执，Elva决定向母亲坦白，她有同性恋倾向。母亲无法接受这个事实，失声痛哭，不敢相信这样的事情发生在自己的家里。看到母亲伤心失落的样子，Elva心里像扎了刀子，跪在母亲面前连声说："妈，对不起，对不起……"

【Elva的内疚独白】"因为我的同性恋倾向，让妈妈痛不欲生，是我毁了她的希望。"

【驱除内疚的转念】"妈妈当年选择离婚时，我虽然不太愿意，却也支持了她，对我来说这并不容易。现在，我认为自己也该得到她的支持。性取向不是罪恶，我不必为此道歉，我有权利诚实地选择自己想要的生活。"

· 处理幸存者内疚——"遗憾总会有的，但生活还要继续"

Tony是一位单亲父亲，独自抚养两个孩子。他的妻子在一场车祸中去世，当时妻子是为了给他送一份重要的合同，在临近家门口的红绿灯处出了意外。Tony一直觉得，是自己导致了妻子的离世，是自己让两个孩子失去了妈妈，这种难言的内疚像黑色的潮水一样，翻涌在他的心头，随时都可能把他淹没。

【Tony的内疚独白】"都是因为我，她才会出事，是我害了她，害了两个孩子。"

【驱除内疚的转念】"我像行尸走肉一样过了大半年，但我不能再这样下去了，孩子们已经没有了妈妈，我不可以再让他们失去爸爸。"

四年前，Lucy查出了乳腺癌，经过一系列的治疗，她已回归了正常的生活。住院期间，她认识了病友琳娜，并跟对方成了要好的朋友。就在上个月，她得知琳娜癌症复发去世。Lucy哭了好久，怀念这位至情至性的朋友，想起N多个她们在一起互相扶持、互相鼓励的日子。想到这些的时候，Lucy的心里忽然冒出了强烈的内疚感，似乎觉得自己活下来也是一种"错"。

【Tony的内疚独白】"琳娜死了，我却还活着……"

【驱除内疚的转念】"如果我不好好活着，这个世界上又会多了一个癌症受害者，这不是我想要的结果，我相信琳娜也不希望看到我这样。"

上述的三种"内疚"，其实只是一种错觉，即当事人觉得自己"错"了，但其实天灾人祸，每一刻都在发生，谁也不敢保证明天和意外哪一个先到来。沉溺于内疚中，试图用痛苦来缓释痛苦，不仅是徒劳，更是自我惩罚。在选择自我毁灭的时候，我们也就失去了再次体验美好生活的机会。放下悲伤，放过自己，生命来之不易，好好活着。

Part 08

自恋 | 承认脆弱，才能真正自信

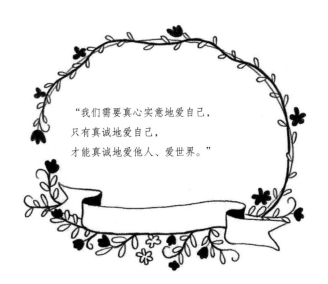

"我们需要真心实意地爱自己，
只有真诚地爱自己，
才能真诚地爱他人、爱世界。"

〔案例呈现〕自恋"女王"

19岁的女孩琳琳，在学校偷窃同学的手机，被监控拍摄了下来。

没有人敢相信，这件事情竟然是琳琳做的，因为她的家庭条件非常好，所用的手机全是最新款。她的父母都有高薪的工作，仅在北京的房产就有三处。在还回了同学的手机并接受严厉的处罚后，琳琳选择了休学，她无颜面对班级里的老师和同学。这件事情结束后，琳琳陷入了抑郁情绪中，而后在父母的支持下，走进了心理咨询室。

经过几次的沟通交流，琳琳与咨询师之间建立了信任关系，她也开始把自己那些从未告知过他人的想法和行为，逐一地说了出来。就偷窃手机这件事来说，她不是想要同学的那款手机，因为她自己的手机是最新的iPhone，但她不喜欢看到有人和她用得一样，她喜欢周围的同学都围着她转，而不想有人"夺"走这份围观。

除了手机事件以外，琳琳在宿舍里还做过一些"欺人"的事。室友中有个女孩天生皮肤白皙，长得也漂亮，而琳琳每天要5点半起床，在化妆这件事上耗费一个多小时，力求每天光彩照人地出现在校园，就连在军训基地时也要化着妆去训练。她喜欢别人向自己投来"欣赏"的目光，而内心也嫉妒室友的天生丽质，所以她就经常"贿赂"其他几个室友，联合起来孤立那个女孩，经常在人家上晚自习回来之前，就把灯熄灭，让人摸着黑去洗漱和收拾。

琳琳经常会把一些护肤品送给室友，但她不会让室友们知道，那都是她不喜欢的，或是别人赠送的。只因都是品牌货，室友们也乐得接受，她很享受室友们围着她，连声说"谢谢"的样子，好像自己是个"女王"，赏赐给了她们珍贵的宝贝。

注重外表的琳琳，在学校里也被不少异性追求，她享受别人的追求，却又看不上人家。之后，她交往了一位在医学院读研究生的男友。她觉得，跟同龄的女孩子讲，自己的男友未来会是出色的外科医生，是一件很有面子的事。然而，两个人的关系只维持了一年，对方就提出了分手。

琳琳特别愤怒，在她的字典里从来没有出现过，也不允许出现"被人甩"这三个字。于是，她跑到男友的学校，跟对方大吵大闹。原本，男友就想和平分手，可被琳琳这么一闹，忍不住说了实话："我就想过点正常的生活，谈一场普通的恋爱，不想伺候也伺候不了你这个刁蛮任性的大小姐。你真以为你是女王，所有人都得对你俯首称臣吗？"

结合琳琳在生活中的各种行为表现，以及她的成长经历，咨询师认为，琳琳是典型的病态自恋。琳琳的家境甚好，父母对其宠爱有加，让她觉得自己和别人不一样，甚至比别人"优越"，凡事都要顺她的心意，这样的家庭环境对她后天的人格健康成长造成了负面的影响。

🦌 病态的自恋: 我"爱"上了自己

什么是自恋?

自恋的英文单词是narcissism,这个词语起源于希腊神话。

相传,河神与水泽女神之子纳西索斯,是一位长相非常俊美的男子,他生下来就有预言:只要他不看见自己的脸,就能够一直活下去。待他长大后,许多漂亮的女子都爱上了她,可他却对任何女子都不为所动。直到有一天,纳西索斯打猎回来,看见了清泉里的自己,他被自己的美貌打动,爱上了自己的倒影,始终不愿离去,最后枯坐死在了湖边。死后的他化身为水仙花,依旧留在水边守望自己的影子。

这是最早关于自恋的传说,待心理学发展起来后,人们就用"水仙花"来形容一个人"爱"上自己的现象。事实上,每个人或多或少都有一些自恋的特质,就如现代人喜欢用美颜相机自拍,透过这一特效看见更美好的自己,这也是自恋使然。

健康的自恋,指的是一个人拥有稳定的"我是好的"的自我评价,但在肯定自己的同时,也能够接受自己不太完美的部分,这些缺陷不会让他对内在自我进行否定。比如:"我觉得自己还不错,只是个子稍微矮了点儿,但也没关系,毕竟世间没有完美的人。"

病态的自恋,却是对自我价值感的夸大,具体的行为特性与模式如下所列：

（1）认为自己是"特殊"的，只能被其他特殊的或地位高的人所理解或与之交往。

（2）希望被他人崇拜，但本身并不具有与之相配的能力与成就。

（3）对侮辱、失败和批评反应过敏，并有侵略性反应。

（4）思想被权利、财富、成功、漂亮、爱情等幻想占据。

（5）缺乏共情，不愿识别和认同他人的情感与需要。

（6）明明心里嫉妒别人，却反过来认为别人嫉妒自己。

（7）设定不切实际的目标，且毫不犹豫地为实现这些目标采取极端措施。

（8）在人际关系上剥削他人，即为了达到自己的目的而利用别人。

严格来说，要确定是否属于病态自恋，需要先排除个体是否存在器质性病变，再通过精神科医生进行专业测试，才能真正地确诊。不过，我们可以将上述所列举的这些行为特质作为参考，毕竟病态的自恋会严重影响患者的人际关系和社会生活。

🦌 形成病态自恋的两个重要因素

很多人都想了解，病态的自恋是怎么形成的呢？为什么有些人的自恋很健康，有些人的自恋却发展成了病态的呢？实际上，自恋形成的原因是复杂的、多方面的，但在众多的因素中，影响最大、破坏性最强的是以下两点：

· 自恋创伤（narcissistic wound）

自恋创伤，就是自恋患者在成长过程中负性的生活经历，即感觉真实的自己不被他人接受，或被认为不好。这种情况通常在童年期出现，并且以特定的方式影响自恋患者。从那时起，他们就戴上了人格面具，与真实的自我相违背，以换取他人的接受、尊重、认可，从而避免痛苦、侮辱与伤害。这种补偿机制，可以帮助自恋患者抑制内在的羞耻感，以及对自我的厌恶感。

不少80年代的朋友，都看过偶像剧《放羊的星星》，尤其是对里面的女2号"欧雅若"印象深刻。她出场时的角色是知名企业的珠宝设计总监，漂亮优雅有才华，在事业上也很努力。同时，她还有两个令人羡慕的身份，其一是南极科学家的女儿，其二是企业继承人兼总经理的未婚妻。一切都完美至极，简直像是没有后妈的白雪公主。

追剧的过程中，吃瓜群众大都会吐槽欧雅若，这个女人太虚伪、太会耍心机了，做了很多令人不齿的事。可越往后看，越对她"恨不起来"了，因为在她的傲慢自大、优秀出众乃至不择手段的背后，藏着一个可怜又可悲的事实：她不是白雪公主，甚至连灰姑娘都不如，她是一个杀人犯的女儿！

在成长的过程中，欧雅若长期遭受父亲的家暴，并目睹父亲的各种恶劣行迹。父亲被捕后，她成了无人照看的"孤儿"，但这对她而言已经很好了。由于从小家境极差，导致她十分要强，甚至有些不择手段。就这样，她慢慢地往上爬，试图摆脱过去的一切，并给自己精心打造了一个"南极科学家女儿"的人设。

随着剧情的发展，这个掩饰多年的秘密逐渐被揭开，一切都在不断脱轨。到最后，欧雅若所有的算计、隐忍和希望，通通化为泡影。我们不能像推理小说一样，去推理青春偶像剧的情节，但"欧雅若"这个形象，却是十分真实的。借由她，我们也能够直观地看到，自恋患者为了让自己更容易被他人接受，拼命地饰演着自命不凡的角色，可事实的真相是，他们一直在跟内心的不足感作斗争，这种自恋倾向也在破坏他们与周围人的关系。

· 自恋放纵（narcissistic indulgence）

自恋放纵，通常是家庭、社会、教育或职业等因素影响了自恋者的认知，让他们觉得自己比他人更特殊、更优越。这种认知让自恋患者觉得，他们有权利获得特殊优待，不应该受规则的束缚，也应当被周围人迎合着、追捧着，这是他们的"自然权利"。我们在开篇的案例呈现中看到的琳琳，就属于这种情况。

不过，放纵的自恋患者虽然在外表上看起来很傲慢、很自负，但这种病态的本质是，他们的自尊是完全建立在外物的装饰上，其内在是一个难以填补的黑洞，被强烈的不安全感与自我怀疑笼罩。当别人无法快速地满足他们的需求时，就会让他们勃然大怒。如果丢失了在人前的那份"优越"的光环，自恋患者立刻就会觉得自己像一个无名之辈。

无论是哪一种情况导致的病态自恋，都有一个类似之处：自恋者早年没有得到很好的呵护，没有在重要关系中感受到自己"是否可爱""是否被接纳""是否安全"。正因为此，自恋者难以与他人建立真正的关系，因为他们的内心世界只有自己，把本应该流向外界的爱和欣赏留给了自己，通过这种对自我的关注和肯定来给自己一些安慰。当然，这些都是在无意识中进行的。

不健康的自恋给患者带来的最大灾难是，当有一天这种自我肯定不得不面对现实的否定时，即现实无法满足他们的自恋与控制欲时，他们内心那个脆弱的自我将被摧毁，自我世界彻底崩塌，随之而来的恐惧和焦虑会让他们手足无措，像孩子一样哭闹、歇斯底里，甚至绝望至极。

🦌 改善病态自恋的两个日常训练

病态的自恋，可以治疗吗？这是许多人都关心的问题。之所以这样问，是因为在一些网站上，有人提出自恋患者是"操控大师"，甚至能够欺骗有经验的心理咨询师。事实上，病态的自恋是可以被有效地治疗的，只是改变有些困难，但并非不可能。我们在序言部分就提到过，每个人都有成长和发展的能力，病态的自恋者也是一样的。

然而，有一些事实还是要说明：有些人意识到自己有心理困惑，但没有意识到他们潜在的问题是病态的自恋。正因为没有发现问题的本质，才导致他们选择了错误的疗愈方式，甚至在寻求专业的心理援助时，也没能找对合适的咨询师。另外一点就是，疗愈病态的自恋需要漫长的过程，且要经过痛苦的自我反思，需要自恋患者卸下心理防御，直面自己潜在的羞耻感与低自尊。然而，一条有意义的人生路，再难，也值得去走。

要缓解病态的自恋，有两个日常的练习，可以尝试去做：

· 练习1：列出自我中心的行为并逐渐改正

病态的自恋最主要的特点就是以自我为中心，而人生中最以自我为中心的阶段是婴儿期。从这个角度来说，病态自恋者的行为其实是一种退行，就如朱迪斯·维尔斯特所言："一个迷恋于摇篮的人不愿丧失童年，也就不能适成人的世界。"

要缓解病态的自恋，就要了解自己有哪些退行的行为，可以试着列一个清单，写出"自认为不受人喜欢的人格特征"和"他人对自己的批评"，例如：

（1）渴望持续被人关注和赞美，一旦不被注意就采取偏激的行为。

（2）喜欢指使别人，把自己视为"女王"或"主人"。

（3）对别人好的东西垂涎欲滴，对别人的成功充满嫉妒。

实际上，上述这些就属于退行行为。当意识到这些之后，可以时常告诫自己：

（1）我要努力工作，用出色的业绩来赢得他人的关注与赞美。

（2）我不再是小孩儿了，许多事情我可以自己来做。

（3）每个人都有属于自己好的东西，我去争取自己应得的，不嫉妒别人拥有的。

在这个过程中，也可以找一位亲近的人作为监督者，让你在出现退行行为时提醒你，督促你改正。随着时间的推移和不断的努力，以自我为中心的行为就会慢慢减少。

·练习2：学会关心，学会付出，学会爱别人

病态的自恋者认为，自己有理由利用他人来实现自己的目的或愿望。所以，他们与人交往的目的，往往就是利用对方，无法设身处地地考虑对方的权利、感受和愿望，只会掠夺而不知道有所回报。弗洛姆在《爱的艺术》中提出过这样的观点：幼儿的爱遵从"我爱因为我被爱"的原则，成熟的爱遵从"我被爱因为我爱"的

原则；幼儿的爱认为"我爱你因为我需要你"，成熟的爱认为"我需要你因为我爱你"。

病态自恋者的爱，就像是幼儿的爱。所以，病态的自恋者要自我救赎，必须学会去爱别人。最简单的做法就是在生活中关心别人，在别人需要帮助的时候，伸出援手；在别人生病的时候，送出真心的问候。尝试付出，尝试关心，尝试给予，病态的自恋就会慢慢减轻。因为，爱不是我们与生俱来的一种本领，而是需要通过后天习得的能力。

Part 09

敏感 | 你的缺点，本身也是优点

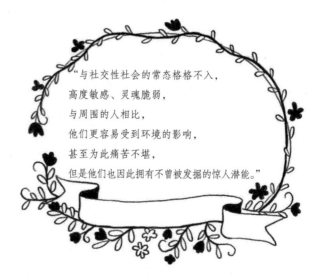

"与社交性社会的常态格格不入，
高度敏感、灵魂脆弱，
与周围的人相比，
他们更容易受到环境的影响，
甚至为此痛苦不堪，
但是他们也因此拥有不曾被发掘的惊人潜能。"

〔案例呈现〕"怪咖"日记

他们说我高冷，在背地里给我起了一个名字叫"怪咖"。

对于没有恶意的戏谑，我并不会产生恨意，因为我也觉得自己有点"奇怪"。

我搞不懂头脑里那些乱七八糟的想法是怎么来的？它们就像影子，来无声，赶不走。

我讨厌人多的地方，更多的时候，都喜欢一个人待着。

独处，可以帮我卸下紧张，我总是忍不住担心自己的"存在"会给别人添麻烦。

上司一句无心的评议，会把我直接拖进情绪的深渊，挣扎许久。

同事脸上露出一个不悦的神情，我会反思是不是我做错了什么。

朋友无意中开一句玩笑，我也会难过，觉得他是在嘲笑我、鄙视我。

伴侣一天没有联系我，我会感到害怕，担心他没有想象中那么爱我。

我见不得、听不得悲伤的故事，哪怕只是负面的社会新闻，即便与我的现实生活毫无瓜葛，也无法阻挡我去共情当事人，更无法阻挡我萌生那份感同身受的痛苦。

天气变化本是常态，我却可能会因为下雨天的到来，郁郁寡欢。

我觉得别人都挺好，只有自己一事无成，也不敢去争取想要的东西。

家人说我"想得太多"，朋友说我"多愁善感"，同事说我"玻璃心"，伴侣说我"敏感多疑"……也许，他们说的都是对的，这就是真实的我，敏感的我，脆弱的我。

有时，我真的讨厌自己，也讨厌那些乱七八糟的想法。

🦌 认识高度敏感型人格的两面性

读了前面的"怪咖日记"，你有什么感受？

我相信，肯定会有朋友产生共鸣，甚至比"怪咖"有过更多、更深刻的体会，如：

（1）没有安全感，总是怀疑自己是否优秀，能否让别人真正喜欢自己。

（2）试图避免任何失误，一旦伤害了他人，会感到极度愧疚。

（3）与人争辩时不知说什么，到了第二天才意识到该怎样回应。

（4）不喜欢很多人的大群体，更喜欢人少的小组织。

（5）面对大量的信息和变化，很容易产生焦虑的情绪。

（6）他人眼中的小事，到了自己这里就变成了强烈的打击。

……

如果以上绝大多数都符合的话，那就很有必要了解一下"高度敏感型人格"了。

关于"高度敏感型人格"这一概念，是美国心理医生兼研究员伊莱恩·艾伦首次提出的。她在《高敏感人群》中指出："敏感人群常常被误认为只是少数群体，不同文化影响着人们对敏感个性的看法。在轻视敏感个性的文化中，高敏感人群往往更容易低自尊。他们被要求'别想太多'，这让他们觉得自己是不够强大的异类。"

高敏感者在生活中并不罕见，相关数据显示：对独处和安静有高需求的内向人群在世界人口中所占的比例高达1/3，而内向者中有70%都是高敏感者，两者之间有不可忽略的共性。从这个角度来说，高敏感型人格其实是内向型人格的一种变体，只不过在"高敏感"这个词没有诞生之前，人们就用内向去概括形容这些人。事实上，不是所有内向的人，都是高敏感的；有些人表面看起来大大咧咧的，也可能拥有这种特质。

现在，最为核心的问题来了，高敏感型人格是不是不好呢？

对于这个问题，我们需要澄清两个重要的事实：

·事实1：高敏感是生理特征

"敏感"是人的一种正常的人格特征的维度，不是字面意义上的"敏感"，而更像是一个变化的区间。在同样的情形和刺激下，每个人的神经系统的受刺激程度存在差异，具有高敏感特征的人群，能够感受到被他人忽略掉的微妙事物，自然而然地处于一种被激发的状态，这是一种生理特征。

·事实2：人格没有好坏之分

人格不存在好坏之分，对于不同人格类型的人来说，重要的是接纳并利用好自己原本的特质，认识自己、了解自己，从而更好地去生活。所以，高敏感型人格不是病，只是需要当事人正确认识这一特质，而不是陷入非正面思考与自我否定的旋涡中。

那么，高敏感型人格对人的生活有哪些积极意义？同时又有哪些负面影响呢？

· 高敏感型人格的积极意义

《高敏感是种天赋》一书中提到：高敏感人格其实也是上天给我们的礼物，可以给我们带来人生加成。因为高敏感的人天生具有非凡的创造力、想象力、洞察力、激情和爱心，且有较强的独处能力。

（1）高敏感者有敏锐的直觉，会深刻思考并寻找问题的答案，是很好的团队合作者。

（2）高敏感者喜欢独立运动，可以远离喧嚣，摆脱外部环境的刺激。

（3）高敏感者对周围环境和人的变化很敏感，会注意到许多被他人忽略的细节。

（4）高敏感者情感丰富，有较强的共情能力，在他人遇到困难时，会给予关心。

（5）高敏感者很在意自己的行为表现，以及对他人的影响，因而很重视礼节。

（6）高敏感者内心细腻，在深度人际交往中会得到更高的评价和喜欢。

（7）高敏感者富有想象力、创造力，思维活跃，容易成为思想家、艺术家。

· 高敏感型人格的负面影响

凡事都有两面性，一旦敏感超过了客观事实，取而代之的就是胡思乱想。这种用想象中的"事实"却衡量实际问题的方式，会对高敏感者的身心产生负面的影响。

（1）高敏感者总是给自己设定高标准来评判自己的行为，经常怀疑自己是否优秀，能否让别人真正喜欢自己，容易心累。

（2）高敏感者内心自卑，很在意他人的看法，害怕不能满足他人的期待而遭到厌恶。

（3）高敏感者的感知触角一直伸向外界，很少关注自己，不管是思考还是行为，都会把别人的情绪状态视为更重要的参考标准，经常会感受到强烈的情绪起伏。

（4）高敏感者心思细腻，考虑甚多，容易阻滞自己的行动。

（5）高敏感者想保持完美，有时会过分在意细节，锱铢必较。

以上，就是高敏感型人格的特质，既有独特的优势，也有负面的影响。对于高敏感者来说，不必为了自身的人格特质而一味地否定自我。真正有益处、有实际效用的做法，是学会如何平衡这种人格特质带来的负面影响。你不必成为自己以外的任何人，你只需成长为更好的自己，就足够了。

🦌 高敏感的特质是怎么形成的

很多高敏感人格者自己也想不明白，为什么"我"会这样呢？

不可否认，敏感作为一种人格特质，有遗传方面的因素，可以说这是人类千万年进化所得。哪怕一个人再钝感，他的内体也有百万年先人的生存智慧，敏感就是这种生存智慧之一。

敏感是一种意识扩大的表现，能让我们捕捉到更多的外界信号，且反应迅速。

举个最常见的例子：你在客厅玩手机，妻子喊你去晾衣服，你回应了一声，说打完这局游戏就去。过了一会儿，妻子再次喊你，这回她叫了你的全名，把姓氏也带上了。这时候，你会立刻判断出，必须要去晾衣服了，不然可能会引发"家庭战争"。这，就是敏感在生活中带给我们的效用，能够很好地捕捉细节差异。

除了这种先天因素以外，高敏感的人格特质更多的是在后天形成的，主要原因有两点：

· 原因1：关爱匮乏形成自卑的性格

个体受关爱的程度，对于其性格的影响是很大的。通常来说，如果受到的关爱比较恰当，也就是规矩和爱并存，个体就容易养成独立而温和的个性；如果只有爱而没有规矩，也就是溺爱，个体就容易变得自私、爱抱怨，且承受能力差；如果个体受到的关爱严重匮乏，就很容易形成自卑的个性。

当然，多数父母都不是故意冷落孩子，可能是因为工作忙碌，或是家里的孩子较多，导致关爱匮乏。为了博得父母的关注，被忽略的孩子很早就学会了察言观色。慢慢地，这种习惯和思维就成了其做事的优先级，他可能每时每刻都在"察言观色"，过多地考虑别人的感受，害怕与他人发生冲突。哪怕相处的对象不是父母，他也总是试图从对方的言行举止中揣测出对方的情绪和感受，并且希望得到他人的关爱。

· 原因2：长期生活在危险的环境中

我曾经先后养过两只小猫：第一只小猫叫Seven，它是我救助的一只流浪猫。刚捡回来的时候，Seven还很小，大概是刚出生不久，才学会走路而已。Seven特别虚弱，眼睛上蒙着厚厚的眼屎，经过了一周后的照料和治疗，它恢复了正常小猫该有的样子。尽管Seven渐渐认识了我，但它很少与我互动，经常躲在沙发底下，或是快速地从我身边穿过。我明显感觉到，它在刻意躲着我。第二只小猫叫皮皮，是朋友送给我的，它从小就在家里长大，很喜欢靠近人，性格也比较温和，经常在我看书的时候，悄悄地跑过来，挨着我"闭目养神"。

我对两只小猫的态度和照顾，几乎都是一样的，可它们对我的反应却大不相同。我觉得，Seven因为生下来就是流浪猫，它一直活在危险的环境下，所以对人、对环境都有极高的警惕性。皮皮从一开始就养在家里，得到了很好地照料，它也知道身边的人对它是友好的，故而行动上也表现得比较温和，容易亲近。

在这一点上，我觉得人类也有共性。如果一个人长期生活在比较危险的环境中，就很容易变得敏感。最常见的情境就是家庭暴力，有些孩子从小一犯错就被打，他自然会变得小心翼翼，避免给自己带来痛苦。不仅如此，他们还会从父母的眼神或语气中解读他们的心情；尽量做到听话和保持安静，甚至走路都怕吵到他们。在这样的环境之下，他们大部分的精力都用来防备和警惕，时刻处于"高耗能模式"。

个体在成长的过程中，受到上述几方面因素的影响，就比较容易形成高敏感特质。虽然这种特质可以帮助个体避免很多陷阱，但由于他们对外界太过敏感了，总是希望通过压抑自己的内心来减少外界刺激带来的冲突，就会时刻处于紧绷着脑神经的状态，把眼光拘囿在痛苦中，而忽略了如何把精力用在自己身上，让自己变得更强大。

🦌 高敏感者自我救助之"思维篇"

无论是哪一种原因造成的高敏感，最终都会导向一个疑问：怎样才能不这么敏感？

实际上，这个问题本身就反映了高敏感者的思维特质：在感受到的所有信息中，负面信息更容易引起他们的注意。所以，高敏感人群往往会迫不及待地想要摆脱敏感的特质，他们所认定的解决问题的方式，就是不再敏感，甚至是变得麻木。

我们前面解释过，人格特质没有好坏之分。心理学家荣格也说过："高度敏感可以极大地丰富我们的人格特点，只有在糟糕或者异常的情况出现时，它的优势才会转变成明显的劣势，因为那些不合时宜的影响因素让我们无法进行冷静的思考。没有比把高度敏感归为一种病理特征更离谱的事。如果真是这样，那世界上25%的人都是病态的了。"

所以说，高敏感者想要减少这一特质给自己带来的负面影响，首先要树立一个认知：不要去对抗高敏感，而是要放大优势、减少隐患，找到适合自己的生存方式。换句话说，就是要控制自己的负面思维，当内心的思绪困扰你时，知道如何引导自己走向正面。

· 第一，补充积极信息，对冲消极信息

高敏感者容易关注消极面，看到花开，随即就想到花落；开始恋爱，随即就想到分道扬镳……这是一种自我保护机制，但时间久了，就会扭曲认知。毕竟，你关注的消极内容不是全部的事实，只是一部分或一种可能，你要不断强化积极的信息，让认知重新获得平衡。

打个比方，你来到新公司，发现个别同事对你爱搭不理，不友好的讯号让你觉得很难受。这时候，你就要试着给自己补充积极的信息：老板很看重我，其他几个同事也很热情，那个同事对我爱搭不理，也许是因为心情不好，并不是针对我。

这样的自我训练，能够帮助高敏感者更加全面地处理和加工信息，避免让消极信息全线侵占脑海。退一步说，感受到负面信息不是敏感特质的错，真正导致痛苦的是对信息的选择和认知。所以，在认知加工之前，要及时给自己补充积极信念，不放任自己径直走向消极。

· 第二，灾难性思维出现时，及时叫停

高敏感的人有丰富且活跃的想象力，脑海中里经常会冒出各种各样的灾难性思绪，且遇到问题就很容易想到最坏的结果，让自己陷入焦虑不安之中。所以，面对内心时刻上演的灾难性小剧场，高敏感者要学会及时叫停。

例如，当灾难性思维出现时，可以对自己说："如果最坏的情况发生了，到时候再想办法解决也不迟，毕竟现在还没有定局。况且，塞翁失马焉知非福？"就算结果朝着不太理想的方向发展了，也要学会在苦难中找寻意义，而这其实是高敏感者的强项。

·第三，杜绝胡思乱想，要想就想透彻

高敏感者在接收大量的外界信息后，大脑会不受控制地去想很多事，也就是人们常说的"胡思乱想"。从某种意义上来说，"想太多"本身并不是问题，真正的问题是把它视为一件坏事，拼命地压制它。结果，越压制越不受控，反而想得更多。

高敏感的人格特质，很难不去思考问题，如果无法停止思考，那不妨让思考变得有意义。脑子里杂乱无章的一团乱麻，显然会让人焦虑，试着把它们梳理一下，理清楚你到底在想些什么？你的分析和判断是什么？可能的结果是什么？养成这样的思考习惯，把问题想透彻，不仅能减少焦虑，也可以有效地节省时间和精力。

·第四，做好自己该做的，肯定自身的价值

高敏感者往往伴随着自卑情结，而自卑又会形成低自尊人格，过于在意他人的看法。之所以害怕被人讨厌，是因为觉得自己一无是处，把大量的外界信息反馈到自己身上，认为什么都是自己的问题。要改善自卑，先要做到肯定自己，做好自己应该做的，不去追求让每个人都满意，只要问心无愧。至于别人怎么看，有他们自己的原因，不要全部归咎于自己。

有人说，高敏感者的身上有一个"开关"，学会利用这个开关去选择自己要关注的信息，就能够减少负性思维和影响，找到让自己舒适的状态。我觉得这个形容还是挺恰当的，摆脱了灾难性的思维桎梏，减少了自我内耗，自然会感觉轻松不少。

🦌 高敏感者自我救助之"行为篇"

"如果你想要拥有一种品质，那就表现得像是已经拥有了这种品质一样。"

上面的这句话，你有没有听过？我们都知道，意识决定行为，但其实行为也可以改变意识。如果我们在心理上认为自己更有力量、能力更强，并且在行为上也作出相应的表现，那我们就真的会变得更有力量、更有能力。

对高敏感者来说，想让自己与世界更好地相处，更加轻松快乐的生活，就要尝试去做一些有利于放大敏感优势、减少隐患的行为，带给自己不一样的体验，从而更好地接纳自己。

· 第一，适当降低自我要求，避免触发消极反应

许多高敏感者经常会饱受自责的煎熬，为了那些别人能够做到而自己却做不到的事情。他们甚至会变得愤怒，对自己更为苛刻，让敏感的神经系统失去平衡。他们总在思考该怎样做才能和别人一样，却不愿意承认每个人都有局限性，结果就会触发一连串的消极反应。

为了避免这样的情况，高敏感者得学会适当降低自我要求。有时只是把要求放宽一点点，带来的体验就会截然不同，你会发现哪怕做得不是特别好，人们依然会喜欢你，甚至会有人说你变得随和

了，看起来也更从容了。

· 第二，照顾别人的需求时，也要照顾自己的感受

当别人向你寻求帮助时，如果过去你总是习惯说"好"，那么现在也可以试着说"不可以"，不用时时刻刻都把别人的需求放在第一位。在你做不到的时候，不要委曲求全。你也可以试着对自己能够提供的帮助设定界限，如：我可以帮你列一个思路，具体的内容你要自己去完善，因为我还有其他的事情要做。你也不用把生活塞得太满，允许自己偶尔做一个自由而无用的灵魂，也是一种自我善待。

· 第三，接纳真实的自己，呈现真实的自己

伪装自己，压抑内心的感受，活成"别人期待的样子"，是一件很耗费精力的事。越是戴着伪装的面具，越不敢把它摘下来，担心真实的自己会不被喜欢。实际上，真正不能接纳自己的，也许并非他人，而是高敏感者自己。你不曾用真实的自己去跟外界相处，就相当于剥夺了别人认识你、了解你、喜欢你的机会。

尝试着呈现出真实的你，说出你真实的感受，可能不那么完美，但你也会有全新的、被肯定的人生体验。没有完美的人，就算有缺点和不足，也不意味着不值得被爱。呈现出真实的自己以后，你才有更多的精力去支持自己与他人交往，维持更长时间的社会活动。

· 第四，保护自己，远离让自己敏感的环境

很多时候，直面不足的确能够解决一些问题，但并非全部。如果知道自己不擅长什么，在什么样的环境下会感到压抑和痛苦，且尝试过努力调节，却始终无效。面对这样的情况，就不要勉为其难

了，可以适当回避那些会触发消极反应的环境。没关系，这不是懦弱，而是认清自己之后的一种自我保护。

· 第五，丰富自己的生活，避免被琐事缠绕

每天的生活和工作都无比充实和繁忙的人，很少有时间和精力去琢磨芝麻绿豆一样的小事。高敏感者的人也要学会充实自己的生活，如果太闲了，就容易胡思乱想，过度解读外界传达的信息，也很容易放大自己所处境况的严重性。无论是工作、看书、运动还是养花，找到自己喜欢的事，给生活涂上颜色，享受这些事情带来的美好体验，就不容易去胡思乱想了。

总而言之，高敏感者应当学会为自己的这一特质感到庆幸，哪怕它偶尔会给你的生活带来一些困扰，但只要你能够适当地控制负性思维的影响，你会比其他人感知到更多的美好。

Part 10

压力 | 遇见内心平衡的自己

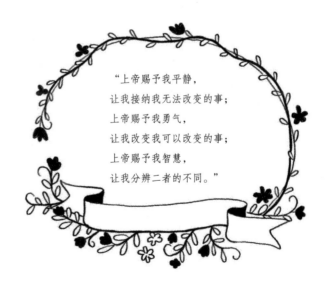

"上帝赐予我平静,
让我接纳我无法改变的事;
上帝赐予我勇气,
让我改变我可以改变的事;
上帝赐予我智慧,
让我分辨二者的不同。"

［案例呈现］为自己叫一次"停"

窗外华灯初上，窗内寂静无声，只剩下独自加班的罗伊。

罗伊望着繁华都市里的灯光，忽然觉得心生悲凉。她是公司里的业务精英，每天中午永远都是不定点吃饭，晚上永远都是不定点下班，还要全国各地跑客户，一天飞两个地方也是常有的事。每天从睁开眼的那一刻开始，就有一堆的事情等着她处理。

前几天，罗伊刚签了一个大单，领导赞赏，同事羡慕。然而，这兴奋的劲头儿，比起之前三个月的辛苦奔波，外加紧张焦虑，显得微不足道。没有人知道，她曾多少次陷入绝望中，有多少个夜晚带着想要放弃的念头入睡，第二天起床时却又不得不给自己打气。

公司里新来了两个年轻女孩，每天把自己打扮得漂漂亮亮，下班后不是去约会，就是找地方跟朋友聚餐。罗伊联想到自己，除了银行卡里的数字稍多了一点以外，还剩下什么？聚会推掉、书籍搁置、年假作废、睡眠牺牲、玩乐罢免……没时间陪老人、陪孩子，也没时间照顾自己的身心，镜子里的那张脸早就没了昔日的润泽，喝完了中药出门奋斗，回家后再喝中药睡觉……机械的生活没有快乐，只有责任与付出。

说出来或许没有人相信，甚至有人会认为罗伊是得了便宜卖乖，但罗伊真心觉得：银行卡里的奖金提成，在无人分享快乐或痛苦的状态里，完全丧失了意义。

在公司里做业务主管四年了，罗伊疲惫不堪、几近崩溃的时候，她经常会想起没做主管时的自己。每天清清爽爽地活着，爱笑，爱玩，敢说敢做，见不得逢场作戏。可如今呢？职场潜规则，还有一次次的跌倒、吃亏，让她收敛起真实的自己，休闲随意的衣装不见了，全是清一色深灰、墨蓝的刻板职业装，这些衣服曾经都是她最不喜欢的。

为了得到领导的信任，为了得到同事的认同，为了得到客户的满意，为了一再要求提高的业绩，罗菲变得愈发不苟言笑。这种强势的职场作风，被她不自觉地带回了家，跟爱人相处时，她也总是说一不二，否则就大发雷霆……想到这里的时候，罗伊的眼泪夺眶而出。她真的厌烦了，也有点扛不住了，紧凑的工作节奏和巨大的工作压力，就要将她吞噬。

罗伊知道，是时候也必须要为自己叫一次"停"了。

🦌 从心理压力到身心疾病有多远

以前上心理课程时，一位老师曾指出："住在神经内科的人，虽然是因为生理疾病住院，但也应该去看看心理医生，对于疾病的治疗和预防有很大帮助。"对于这番话，我当时没有太在意，后来朋友因病住进神经内科，在多次探望她并接触到一些病友后，我才意识到，老师的话绝不是凭空讲的，确实有一定的现实意义。

朋友和那几个病友的情况不尽相同，但不管年龄大小，从事什么工作，都有一个共同的因素，那就是慢性压力：2床的老太太独居多年，明明病情已经好转可以出院，她却总是找各种理由不想走，因为回家又变成了一个人，两个儿子都不愿意接她去家里；3床的老头与之相反，就是不愿意住院，还偷跑出去过一次，总说医院是为坑钱才让他住院；5床的女孩很年轻，是某互联网公司的员工，长期加班熬夜，后因经常头晕入院调理；至于我的朋友，她是对自己的要求和期望过高，导致神经衰弱。

说了这么多，无非是想跟大家分享一个常识：很多身体和心理上的疾病，都是由压力引起的，而压力源涉及生活的方方面面。那么，压力到底是什么呢？它为何有如此大的威力？

活在世上，必然要接受生活的变化和刺激（无论好坏），当刺激事件打破了有机体的平衡与负荷能力，或者超过了个体的能力所及，就会产生压力。简单来说，压力就是个体在心理受到威胁时产生的一种负面情绪，同时也会伴随产生一系列的生理变化。

格拉斯通曾经提出会给个体带来明显压力感受的9种类型的压力源：

· 就任新职，就读新学校，搬迁新居

· 恋爱或失恋，结婚或离婚

· 生病或身体不适

· 怀孕生子，初为人父人母

· 更换工作或失业

· 进入青春期

· 进入更年期

· 亲友死亡

· 步入老年

适度的压力，并不是一件坏事，它能够促使我们不断地提升自我，让生活变得更充实，让人生变得更有意义。心理学研究表明，早年的心理压力是促进儿童成长和发展的必要条件，经受过生活压力的人将来更容易适应环境；如果早年生活条件太好，没有经历过任何挫折和压力，心理承受能力与环境适应能力都会突显出不足。

事实上，压力本身并不必然导致身心健康异常，真正伤人的是长期的、过度的心理压力。

心理学家曾经做过一个实验：把一只猴子的双脚绑在铜条上，进行弱电击，但只要猴子拉下旁边的电源开关，就会停止电击。再后来，通电前会有红灯亮起，猴子对其建立起了条件反射，尚未通电前，看到红灯亮起，立刻就拉下开关。

随后，心理学家放了第二只猴子进来，把它和第一只猴子串联在铜条上。隔一段时间，就会亮起红灯、通电，每天持续6小时。第一只猴子高度集中注意力，一看到红灯就赶紧拉下开关；第二只猴子不知道红灯代表什么，每天正常生活。

20几天后，第一只猴子死掉了，死于严重的消化道溃疡。在实验之前，研究人员对它进行过体验，健康状况良好。可见，这个病是在近20天得的，致病的最重要的影响因素就是，它每天精神紧张、担惊受怕，承受着巨大的压力，导致消化液与各种内分泌系统紊乱，因而得了溃疡。

这样的情况不仅仅会出现在猴子身上，当一个人长期处在压力之下，身体中的皮质醇就会分泌过量。皮质醇的主要功能是在外界压力突然出现的短时间内，迅速提升人体的生理和行为反应，以适应特殊环境的变化。但，如果皮质醇持续分泌，交感神经一直处于高度兴奋状态，皮质醇的调解模式就会失常。

皮质醇调节失常，意味着什么呢？要知道，皮质醇是把心理压力转化为神经症的生理中介，当这个中介出了问题以后，心理的问题就会通过生理的方式呈现出来，导致血压升高、免疫力下降、消化功能遭到破坏、身体疲劳、记忆力和注意力减退……这也是为什么心理老师建议，神经内科的患者，适合接受心理咨询。

不仅如此，压力也会影响到个体的人际关系和日常生活，如：对家庭的关心减少，没有耐心引导子女，不愿意出门活动；化悲愤为食欲，或是抽烟、喝闷酒，等等。所以，当意识到自己背负的心理压力过大时，千万不要小觑，也许就是一个不经意，心理压力就滑向了身心疾病，待到那时要遭受的就是身心的双重折磨了。

🦌 学会与压力共处是成长的必修课

面对压力的时候，不少人的第一反应是厌恶，想要把它彻底清除掉。

我的朋友在经历了因为神经衰弱而住院的事件后，她意识到了过去是因为给自己设定的要求太高，期望也太高了，所以她决定出院后，好好过一段"无压"的日子。她辞掉了原来的工作，上午在家里听音乐、听书，研究一下美食；中午去外面散步或健走；晚上写写书法，跟朋友打电话聊聊天。

这样的日子，大概过了半年多，朋友就开始萌发出抑郁情绪了，因为这种生活只是看上去诗意，但作为一个30岁出头的成年人来说，好像有点儿"悠闲过头"了，用"无所事事"来形容也不为过。为了避免负面情绪恶化，朋友又开始寻找新工作，逐渐让生活回到正轨。当然，她也没有忘记提醒自己，遇到问题不要对自己太苛刻。

朋友的做法，其实挺有代表意义的。很多人对于压力的认知都存在误区，一提到压力就自动连接到消极和焦虑上，越是惧怕，越想消除，结果却适得其反，在原有的压力之上，又产生了新的压力。正确应对压力的方式，不是去消灭它，而是从认知上调整对"压力"这个现象本身的焦虑，学会与压力共处。

其实，谁不是生活在压力之下呢？人生的哪个阶段又会完全没有烦恼呢？终其一生，我们都无法消灭压力，负重而行自然会有辛苦，但没有负重的人生也未必轻松惬意。没有了压力和负重，也就无所谓责任，更难以体会到问题得到解决后那份如释重负的快感。

作家刘墉在谈到人生时，说过这样一番话："面对人生的起起落落，人生的恩恩怨怨，却能冷冷静静——化解，有一天终于顿悟，这就是人生。"面对压力这件事，我们要坦然地接纳，它就是生命和生活的一部分；对于压力带来的紧张情绪，我们要学会调适，为自己树立切实可行的目标，切断那些把情绪带入深渊的欲望，在豁达与变通中，与压力共舞。

要与压力和平共处，方法有很多，究其根本而言，主要遵从三个法则：

· 法则1：减少压力源

生活中有很多压力是不必承担的，比如：太过争强好胜，不懂得拒绝他人，对自己的期望不合理、太过在意他人的看法等，这些都会给内心带来压迫感与紧张感。对于这样的压力源，就要人为地进行干预，不要凡事都揽在自己身上，要适度表达和满足自己的需求，不要承担超过自身能力限度的任务。

· 法则2：提高自我效能

所谓自我效能，就是个人对自己能力的判断，对自己获得成功的信念强弱。高自我效能的人，有信心应对压力，会把压力视为挑战而不是威胁。在遇到挫折和困难的时候，不会自暴自弃，懂得自我调适。相反，低自我效能的人，会把压力视为威胁，由此感到惊慌失措，很容易被压力打倒。

自我效能的高低与个人的经验、受教育水平等有关，努力学习技能、多积累正向经验、接受自身的缺点、学会自我赏识和自我激励，都是有效的措施。总而言之，生活从来不会变得容易，如果有一天它显得"容易"了，也是因为我们自己变得强大了。

·法则3：掌握应对方法

逃避，永远只是暂时躲开压力的威胁，迟早还是要面对。只有掌握积极有效的应对方法，才能从根本上解决问题。具体来说，面对压力的反应，我们在解决策略上有两种取向：其一，情绪焦点取向；其二，问题解决取向。

情绪焦点取向，就是控制个人在压力之下的情绪，事先改变自己的感觉、想法，专注于缓解情绪冲击，不直接解决压力情境。问题解决取向，则是把重点放在问题本身，在评估压力情境的基础上，采取有效的行为措施，直接解决问题，改变压力情境。

具体要怎么操作，要看当时的个人状态和处境。如果说，问题一目了然，只要采取行动，就能消除紧张和压力，自然就可以直接选择问题解决取向。如果个人的情绪很糟糕，脑子一片空白，根本想不出解决问题的办法，那不妨先调整情绪，而后再去解决问题。

🦌 正确适当地倾诉，可以宣泄压力

一位在外打拼的女孩，在距离上一次跳楼不足两个月后，再一次从高层跌落。那一跃，所有的年华，所有的故事，都随着尘埃飘散了。她离开后不久，家人在她的枕头下发现了一瓶安定，还有一个破旧的日记本，日记本上零零碎碎地记录着她的遭遇。

女孩说，她其实早已厌倦了生活。奔波在大城市里，没有丝毫安全感，每天戴着面具做人，剩下的只是疲惫。与上司相处要察言观色，处处小心；与同事相处要谨言慎行，生怕得罪了谁；与客户相处要热情洋溢，就算受了委屈也得笑脸相迎。每天遇到各式各样的人，遇到错综复杂的事，有失意，有痛苦，有愤懑。许多话不知该向谁说，也不知有谁值得相信，憋闷在心里久了，就变成了对生活的厌弃。

在浮躁而复杂的世界里，她那颗脆弱而装满压力的心，承受不住生活的重量，就做出了极端的选择，用结束生命来结束这一切。痛心的事发生后，周围多少知道她名字的人不禁扼腕叹息：姑娘，你心里那么苦，为何不肯说出来呢？

真正的强大，不是把所有的情绪都默默地装在心里，所有的事情都扛在自己肩上沉浸于苦难之中，而是在任何境况下，都能够让自己保持最佳的状态，与外界的阴晴雨雪和平共处。当变故如潮涌般袭来时，要勇敢地敞开心扉，给这些压抑的情绪找一个出口。

倾诉是一扇门，你把它打开，心中的快乐和悲伤就能够自由地流淌；倾诉是一面镜子，能够照得见别人，也可以看得见自己。不过，倾诉和宣泄也是要讲对象和方式的。

· 向关心和理解自己的人倾诉

当你感觉内心承受的压力过大时，要学会适当地倾诉，但前提是"找对人"。有时，给我们造成心理压力的恰恰是难以启齿的因素问题，所以我们需要选择一些真正关心和理解自己的朋友去倾诉，确保倾诉之后不会闹得"人尽皆知"，给自己带来更多的麻烦。如果身边没有这样的知己，陌生的网友或是心理咨询师，也可以作为倾诉对象，因为彼此之间没有生活交集，既能有效地让自己缓释压力，也不必担心"秘密"被泄露。

· 别把倾诉变成无休止的抱怨

找到了倾诉对象，不要没有节制地把心里的"垃圾"乱倒一气，反复地诉说你的抱怨。如此一来，不管对方和你关系多么亲密，他也难以忍受，因为负面的情绪是会传染的，影响到了对方的情绪和生活，你的倾诉就成了骚扰。特别是家庭的琐事，别人未必能够与你产生共鸣，你的喋喋不休只会惹人厌烦。

· 不要过分放大困难不能自拔

每个人都会遇到困境，不要人为地去放大困难，陷入其中不能自拔。沉溺在苦难中，就如同将心灵置于垃圾堆中，它会毒化心灵，使心灵失去光泽。如果你找不到一位令人感到安全的听友，那就要试着想其他倾诉的办法，比如：找心理医生，或者把坏情绪写出来，发到私密的网络空间，或是说给陌生的网友，这些都能够帮你倾倒出心灵垃圾。

🦌 有效安抚情绪的3个解压练习

当我们意识到自己陷入了压力状态中时，该怎么做才能叫停压力、安抚自己呢?

·解压练习1: 停下手边的事，进行自我问答

1.停下手中的事

当你感觉心神不安，内心被压力填满时，先把手边的事情停下来。短暂的停歇，不会造成太大的影响，带着压力勉强硬撑，才是费神费时又费力。

2.直面压力状态

停下来之后，你要直面压力了。所谓直面，就是不抗拒这种状态，承认自己正处于压力中。如果你不承认它，甚至讨厌自己的这种状态，认为它不应该出现，不仅于事无补，还会造成进一步的心力耗损。

3.进行自我对话

你可以扪心自问一下: "我到底在怕什么呢?"通常来说，有压力是因为我们的潜意识里存在恐惧，这种恐惧跟成长经历有关，它可能是害怕犯错、害怕不配得到、害怕能力不足、害怕孤独、害怕失控、害怕不被爱、害怕失去地位等。

打个比方: 你正在为了一项任务焦心，看似是任务导致了压

力，但有可能背后潜藏的台词是："我害怕做不好这项任务，老板会认为我能力不行，不配得到他支付的工资……或许，他还会把我辞退……"

4.理性分析想法

对于上述的恐惧情绪，你认为它合乎情理吗？比如，你负责的那项任务，是不是很有挑战性？或者难度很大？如果没有做好，一定会被辞退吗？公司里的其他同事，出现类似情况时，老板通常是怎么处理的？借此评判一下，你是否夸大了这件事可能带来的后果？

5.设想最糟的结果

假如，你设想的最糟糕的结果出现了，老板真的认为你能力不行，把你辞退了，你的人生会不会从此变得一塌糊涂？你这辈子是不是再无法找到一份新的工作？

6.思考解决办法

做好最坏的打算后，你不妨思考一下：可以做什么来解决这个问题，并且能够彻底放下？可能你会想到，寻求同事的帮助、查询更多的资料、向老板申请多一点时间……当你内心冒出这些可行性措施后，压力也会随之减轻。

·解压练习2：与身体对话，让它恢复平静

当我们感受到压力时，身体往往会出现一系列的反应，如心率加速、身体紧张、血压升高、失眠、消化不良、无法放松等。这个时候，我们要和身体进行一场精神对话，让它慢慢平静下来。别怀疑身体的本领，它的自主神经系统的控制能力远比我们想象中强大。

（1）用腹部进行深呼吸，吸气和呼吸时要屏住几秒钟。

（2）屏气的时候，试着让身体放松。

（3）与身体进行对话，让它平静下来，并想象着它已经恢复了平静。然后，把手放在胸口，在心里默默地对自己说："很好，你现在可以冷静下来了。"

（4）想象着你的心跳速度正在慢慢减缓，伴随着你的呼吸，开始逐渐恢复正常。在心里默默告诉自己："你现在什么都不用做，只要放松，你可以做到。"

（5）你可以把自己的身体想象成孩子，用充满爱与关怀的口吻对它说："我知道你累了，你很辛苦，休息一下吧！别怕，你现在很安全。"

（6）练习5分钟左右，感受身体的变化。

·解压练习3：写作疗愈，列出困扰你的事

当压力袭来时，我们的头脑往往会显得有些混乱，理不清思绪。这个时候，如果能够把脑子里的想法写下来，并列出问题清单，往往可以减轻一部分压力，梳理出解决问题的办法。

（1）准备一张纸、一支笔，把脑子里冒出来的各种想法逐一写下来。

（2）看看所列的事项中，哪些是让你担忧的？哪些是需要你做的？哪些问题对你提出了挑战？哪些人是你想要与之沟通的？哪些人是你不想看见和面对的？

（3）一直写，直到没有可写的内容时再停笔。

（4）完成书写后，把清单中你认为最重要的东西标记出来，对其进行分类：第一类是你当下有条件和能力完成的事项；第二类是你目前无法完成或极具挑战性的事项。

（5）重新拿一张白纸，分成两栏，上述两类事项各占一栏。

（6）对有条件和能力完成的事项，列出可采取的行动。

（7）对暂时无法完成的事项，列出所存在的问题，并努力地解答。当你列出了几种可能性，问题的答案往往就快浮出水面了。如果自己想不出来，可以尝试求助可信任的人。

（8）当两类事项的行动清单都列出来后，可以为之做一个时间规划，逐一去完成。

以上几种解压方法，可以单独使用，也可以结合使用，根据自己所需而定。

Part 11

拖延 | 摆脱慌于"内耗"的人生

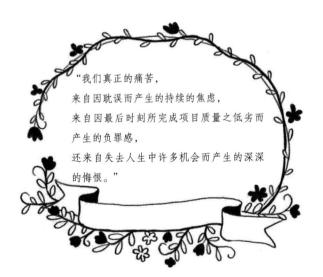

"我们真正的痛苦，
来自因耽误而产生的持续的焦虑，
来自因最后时刻所完成项目质量之低劣而
产生的负罪感，
还来自失去人生中许多机会而产生的深深
的悔恨。"

〔案例呈现〕一次沉重的警告

苏姗刚完成一个大项目，心里颇有成就感，还没容得她放松一把，新任务就来了。

看过了新任务的资料，苏姗的好心情瞬间跌到谷底，一股厌烦之感涌了上来："这还有完没完了？不能让人喘口气吗？做完了这个，是不是还得给我加压？不行，我必须得心疼心疼自己，这项目20天的时间应该能搞定。不着急，先放松放松再说……"

苏姗准备花一周的时间策划出提纲，然后就在网上找资料，美其名曰"找灵感"，实则一会儿打开淘宝，一会儿看看微博，泡一杯喜欢的花草茶，享受着春日里的阳光。

可能是太过放松了，两天的时间如梭一般逝去，苏姗什么也没做出来。

到了周中期，公司安排苏姗外出参加为期两天的培训。这是一个难得的机会，苏姗肯定不能错过，于是就去参加培训了。那两天里，她满脑子都是培训中的内容，那个新项目早就无暇顾及了。但是，她心里惦记着它，毕竟那是一个"未完成"的事件。

等培训结束后，苏姗重新回到工作中，身体上觉得特疲乏，心理上的惰性也较之前更强烈。她想安心地琢磨任务的大纲，但眼皮却很沉，大脑反应也很慢……就在这个时候，领导突然找到她，询问起新项目的进度，说希望这两天赶紧把提纲敲定下来。

这就意味着，苏姗原本制订的 "一周计划"，直接被缩减成 "两天计划" 了。刹那间，焦虑感就在她的心里腾空升起，她突然有点自责，觉得不该浪费之前的时间，甚至希望能有一台时光机，把丢了的时间都找补回来。

说什么都晚了，无论自己有多内疚、多难受、多焦虑，还是要把提纲完整地交上去，因为领导要的是结果。况且，在这件事情上，苏姗自己的时间感是 "两天"，而领导的时间感是 "快一周了"。所以，解释没有意义，只会让领导觉得她矫情，态度不端。

紧迫感和压力的到来，让苏姗困意全无，精神抖擞。那天中午，苏姗把午饭的时间都省略了，她顾不上那么多了，只想着如何整理出一个策划案交给领导。她一直加班到晚上8点钟，总算是把提纲做好了，并发送给领导。

苏姗心里明白，那个策划案体现不出她的能力，充其量就是一个中规中矩的方案，同类的模板一抓一大把。为了掩盖这一不足，苏姗还特意在形式上做了一些 "花样"，心想着： "至少让领导觉得，我不是在糊弄，也是用心做的。"

这是自欺欺人，苏姗自己很清楚，可在那样的处境下，她被拖延坑害得别无选择。领导看过后，传过来一份文档： "你看看这个案子，是新来的员工做的，就用了两天时间。" 看到这行字时，苏姗心里很慌，也有点沮丧。如果说，一开始她只是为自己的拖延感到自责和内疚，可那一刻的她，却开始怀疑自己的能力，自信心受到了严重的打击。

她不知道，领导这样做到底是什么用意？是想让她借鉴学习，还是借此来给她一个"下马威"？她揣摩不透，也不敢多猜，因为越猜越害怕。这块心病折磨了苏姗很久，尽管老板并没有对她的方案提出不满，可她的情绪却很低落，已经无法集中精力去精益求精，只能勉强在低迷的状态下按时完成任务，过程中的煎熬不堪回首。

那段难捱的日子结束后，苏姗像畏惧瘟疫一样，畏惧再次经历拖延的折磨。拖延，让她陷入了强烈的自责中，被负罪感包裹，不断地自我否定、自我贬低，她承受不住。好在，她及时发现，又及时觉醒了，如果做什么事都要重复这个过程，那份伤害简直无法想象。

🦌 自我测试：你有拖延症吗

"拖延"的英文是Procrastination，它源于拉丁语，由字根"向前"和"为明天"组合而成。从表面上看，拖延都是把今天该做的事延迟到明天，享受当下的快乐，延迟不可避免的痛苦。但我们都知道，就算这一刻我们能把痛苦抛到九霄云外，可它终究还是会回来，且会以比之前更有破坏力。

事实上，"拖延"绝不仅仅是推迟某件事这么简单，它是一种病态的、不良的习惯。每个人都有可能染上拖延症，它对不同年龄、不同层次、不同领域的人都起到了同样的负面影响。尽管都是拖延，但拖延的形式和症状有很多。

如果你不确定自己是否有拖延症，那么不妨先做一个简单的测试：

（1）在你的工作清单里有很多任务，你也知道哪些事是重要的，哪些事是次要的，但你还是选择先做简单的、不重要的事，而把重要的事情一拖再拖。

（2）每次工作之前都要选择一个"整点"作为开始，比如九点半、十点等。

（3）不喜欢别人占用自己的时间，但其实自己也没有珍惜这些时间。

（4）原本已经决心要工作了，却还是在开工前泡茶、冲咖啡，还给自己找借口。

（5）做某件事的过程中出现了意外或其他想法，就立刻停下手头的工作。

上述所列的5条症状中，如果你有3条以上都符合，那么你已经和拖延症挂钩了！

如果要把拖延症进行详细分类的话，大致还可以分为以下几种：

· 学习型拖延

学习型拖延比较复杂，它出现的时间和地点不固定，可能是家里，也可能是学校，或是工作场所。比如，想学习英语，买了一堆的书和资料，可真的要开始学了，却没有兴趣了，就想着以后再学吧！导致这种行为的原因不一，可能是担心自己学不好，也可能是下意识地逃避。

· 工作型拖延

工作上的拖延，每个人都有可能会遇到。比如：接到一项工作任务，做到一半就坚持不下去了，草草收场。原因可能是，在做这项任务的时候感觉很难，认为它太耗损精力，而你又没有那么多的时间和精力，所以这份没有完成的任务就一直在你的电脑里存着。每次一看到它，你心里就会觉得很压抑。

· 瞎忙型拖延

很多人总抱怨没时间吃饭，没时间睡觉，没时间玩儿，好像每天都有一堆的事情压着。可实际上，他们忙了半天，并没有忙出什么名堂。那些重要的、早该完成的事，一直还在拖着未做。这种人看起来比谁都忙，可实际上创造的价值不比别人多。

·被动型拖延

想与每个人都融洽相处，不愿意得罪任何人，有时为了避免反对意见，在他人面前唯唯诺诺，放弃自己的权利。这就是逃避型拖延者的特点。他们可能害怕给人留下不好的印象，因而答应一些要求，到最后却影响了自己的行事计划。他们不想拖延，却也被动地成了拖延者。

·苛求型拖延

对很多事挑剔万分，总苛求达到最完美的状态，稍微有点瑕疵就忍受不了，全盘否定，卷土重来。结果，时间过去了一大半，事情才刚刚开个头。这种拖延类型的人，完全是因为太较真，太刻意追求完美了。努力做到最好无可厚非，但如果吹毛求疵，就是跟自己过不去了。带着这种心态，不仅在工作上难以做好，在生活中也会不停地给自己设置障碍。

伍迪·艾伦说过一句话："生活中90%的时间只是在混日子。大多数人的生活层次只停留在为吃饭而吃，为搭公车而搭，为工作而工作，为回家而回家。他们从一个地方逛到另一个地方，使本来应该尽快做的事情一拖再拖。"

仔细想想，确实如此。拖延的消极心态，就像瘟疫一样毒害着我们的灵魂，消磨着我们的意志和进取心，阻碍我们正常潜能的发掘，到头来终将使我们一事无成，终生后悔。

🦌 拖延症的6个深层心理原因

很多人疑惑：拖延明明是一种行为，跟心理问题有什么关系吗？

的确，DSM—V（精神疾病诊断体系）当中没有这方面的记载。从某种角度上来说，拖延只是一种行为现象，但不可否认的是，这种现象会对个体的生活、学习、工作、人际等各个方面都带来负面的影响，甚至还会导致失眠、免疫系统和肠胃系统紊乱等。这些影响，往往都不是我们"意识层面"想要的。

从心理学角度来说，拖延是一种严重的精神内耗，也就是自己与自己的内斗。这种自我消耗是很痛苦的：明明很着急，很想行动，却像着了魔一样无法动弹，仿佛深陷泥潭，内心焦虑无比。没有任何有形的东西束缚自己，分明是自由的，却因为内心陷入囹圄，导致大脑无法驱动身体。这种现象跟抑郁症的症状，有高度的相似之处。

那么，是什么原因让人陷在了拖延的泥潭里呢？内耗的根源藏于心，且每一次的拖延都可能是不同原因导致的，唯有知晓会导致拖延的深层次的心理根源，才能够在拖延来袭时，知道自己究竟在"拖"什么，继而找到相应的解决办法。

·深层原因1：不敢接受挑战，内心存在恐惧

2007年，美国卡尔加里大学的教授发现，人们拖延行为的产生

与恐惧有一定的关联。两年后，卡尔顿大学的提摩西·A.派切尔教授带领两位研究生通过研究证明：导致拖延症的恐惧是多方面的，有人是因为缺乏信心而拖延；有人是害怕表现不好丢脸、伤自尊而拖延；还有人则是害怕自己失败了，会让自己最在意的人失望，所以才拖延。

【解决要点】世间的任何的限制，都是从内心开始的。所有的恐惧都源自想象，它不过是人心中一种无形的障碍，在碰到棘手的问题、未知的事物时，就会习惯性地假想出莫须有的困难，进而产生恐惧。如果我们不去预料失败后的情况，只把握好当下，开始做自己需要做的事情，尝试着从焦虑中迈出第一步，安慰自己说"你可以，你能行"，心中所恐惧的困难就会被自信和行动一点点稀释溶解。

· 深层原因2：不喜欢事情本身，潜意识在抵触

当我们特别想看一本书，或是急需从书中获得某些信息时，拿到书后肯定会迫不及待地去读；而不是搁置到书架上，跟自己说"有空再看"；当我们特别想见一个人时，再忙再远也会去赴约，压抑在内心的想念和千言万语的衷肠，让我们迫切地想要述说；当我们很想掌握某种技能，且发自内心喜欢那件事，定会努力地去学，就算有困难也会想办法克服……反过来，面对不想看的书、不想见的人、不想学的东西，势必会有一种抵触的心理，潜意识是不会撒谎的，它会迫使我们用拖延的方式传递真实的感受。

【解决要点】生活不可能处处都随人愿，更不可能只选择喜欢的事，排除所有不喜欢的、不想做的事，那是不切实际的幻想。

生活很现实，也要求我们用理性的眼光和思维看待事物，不能只从"喜VS恶"的角度出发，还要考量"利VS弊"。对我们有益且必须做的事，就算不喜欢，也要尽量把它做好；对我们有弊的事，哪怕再喜欢，也得学会克制。

·深层原因3：习惯性担忧，被焦虑所困

人之所以会感到忧虑，是认为自己可能会遇到一些问题，但不确定自己是否有能力解决，当不可控时就会怀疑自己，产生焦虑。习惯性忧虑，就是一直处在忧虑的情绪中，不断地为各种事情担忧，不能自拔。遇到一件事情，不是想着如何去解决，而是怀疑自己的能力无法解决。陷在这样的忧虑中，自然就会降低行动力，导致拖延。

【解决要点】要打败"习惯性忧虑"，还是要学会转换思维模式。多关注事物的积极面，把注意力聚焦在美好的东西上，内心就会慢慢长出积极的种子，生根发芽，带来正向的体验和积极的能量。最终，在面对困难的时候，让我们变得从容和笃定，而不是逃避和拖延。

·深层原因4：完美主义倾向，追求无缺的境界

美国的一位心理学家指出："某些拖延行为其实并不是拖延者缺乏能力或努力不够，而是某种形式上的完美主义倾向或求全观念使得他们不肯行动，导致最后的拖延。他们总在说：'多给我一点时间，我能做得更好。'"很多拖延症患者总想着要把事情做到滴水不漏，完美至极，不停地苛求，结果就是迟迟无法开始。

【解决要点】适度地追求完美无可非议，若达到吹毛求疵的地

步，无法接受一点瑕疵，就没必要了。那些微不足道的瑕疵，只要不妨碍重要事项的顺利进展，大可允许它存在。在做的过程中不断补充、修正、精进，让结果朝着完美的方向驶进。

·深层原因5：全知全能的幻觉，误以为能掌控时间

"今天没做完的事，明天再把它补回来"，然而，真的可以补回来吗？

时间有"客观时间"和"主观时间"之分：客观时间就是能用日历和钟表来衡量的，可预知且不可更改；主观时间就是我们对钟表之外的时间的经验，是不可量化的，比如：跟朋友聚会聊天时，觉得时间过得飞快；等公交车时，十分钟也显得无比漫长。

拖延赋予人一种全知全能的幻觉，让人误以为自己可以掌控时间、掌控他人、掌控现实。但事实上，我们根本无法超越时间的规则，也无法避免丧失和限制，更无法抵挡变化和意外。无论我们喜不喜欢，承不承认，有无意识到，真实的时间一直都在流逝，从未停止。

【解决要点】把个人的主观时间和不可更改的客观时间整合到一起，让两者实现无缝衔接，即沉浸于某个事件的同时，也知道自己什么时候该离开，哪怕距离最后期限还远，也能按部就班地做事，就不会导致拖延。

·深层原因6：对抗权力等级，找回心理平衡

心理学家认为："规则让人感到拘束，所以大脑会产生想要冲破束缚的欲望。不过，有的人不太敢冒险，只是偶尔为之，不会太过火；有的人则不同，总是想跟规则抗衡。"这种情况很常见，身

处在权力等级的关系中，直接跟上司抗衡不太现实，于是拖延就成了抗拒的一种手段。此时，拖延起到的是平衡心理的作用：不能直接对着干，干脆就拖着！这样会觉得自己拥有决定的能力，找到自我的存在感。

【解决要点】如果能够意识到对抗权力等级这一内在的心理原因，并权衡这一心理的负面影响，可以在一定程度上帮助我们克服心理拖延。要知道，有些对抗是没意义的，甚至会把人拉入黑洞，无论发生什么样的问题，还是应该学会理性思考，这才是解决问题的正途。

了解了这些深层次的拖延原因后，当头脑里再次冒出拖延的念头时，记得给自己"把把脉"：到底是害怕面对挑战，还是完美主义在作祟；是不喜欢这件事，还是被习惯性的担忧困扰？找到真正的原因，有针对性地去处理，往往就能告别"无法动弹"的状态，从而投入行动，摆脱拖延的内耗。

🦌 快速开启行动的 "5秒钟法则"

行动，是解决拖延的唯一办法。

道理我们都懂，可真正艰难的是，如何打败行动之前的思想挣扎？就像很多人都知道运动能给身体带来益处，但在尚未养成习惯开启自动化模式之前，却要经历一段 "自我挣扎" 的日子。每次要去跑步前，脑海里会有两个声音在争吵，一个说 "我该去运动了"，另一个说 "晚一点再开始吧"。然后，往往是后者占据上风，把运动这件该做的事情暂时搁置，而内心却陷入纠结和痛苦中，引发对自我的否定与怀疑。

如何才能打破这种模式，少一点纠结犹豫，让启动机制变得简单一点呢？

我想推荐一本书给大家，名字叫作《5秒钟法则》，它的观念很简单，甚至简单到单调。但，这也符合我们的极简理念，越简单越容易执行。在此，没有办法系统地介绍整本书，只对它的方法做一个小小的分享，毕竟非常实用。

为什么要叫 "5秒钟法则" 呢？我们先来说说这一法则的由来。

书的作者梅尔·罗宾斯遭遇了中年危机，事业陷入瓶颈期，婚姻亮出红灯。与此同时，她的丈夫也面临现金流的困难，家庭的危机让她心灰意冷，对任何事情都提不起精神。每天起床时，她都要经历一场自我斗争。

忽然有一天，她看到了NASA（美国联邦政府的一个政府机构，负责美国的太空计划）发射火箭，倒数计时：5、4、3、2、1，这一刻她忽然受到了启发，她想："明天我要准时起床……像火箭一样发射。我要在5秒之内坐起来，这样我就没时间踌躇退缩了。"

果不其然，她做到了。然后，她就开始在生活和工作中更广泛地运用5秒法则，提高自己的行动力，缓解意志力低下的问题，屡试不爽。原本一事无成的重度拖延症患者梅尔·罗宾斯，逐渐地从失败的境地中爬起，并成为风生水起的人生赢家，登上TED演讲分享她的成功经验。她亲身证明了"5秒钟法则"有效，也在全美掀起了"5秒钟法则"的运动风潮。

也许你会心生疑问：只是简单的一个倒数计时，真的能让人发生这样的改变？其中有什么科学依据吗？答案是肯定的。

梅尔·罗宾斯在TED演讲中提到过："当你想改变你人生中的任何一个领域，有一个不得不面对的事实，那就是你永远不会感觉想去做。"我们都习惯安于舒适区，但这种做法最大的问题是，我们总是告诉自己"这样挺好"，即使得不到最想要的那个东西也会告诉自己"没有它也没什么关系"。我们的内心渴望改变，却不愿逼迫自己，这就是能一直待在舒适区的原因，也是拖延行动的症结。

假如在我们有了达成某个目标的行动直觉时，我们制造一个所谓的"发起仪式"，即倒数计时5、4、3、2、1，这个时候，我们内心的默认想法就被打断了，而它的出现会刺激大脑的前额皮质，也就是负责行动和注意力的部分，促使我们做出行动。

　　以运动这件事来说，我想踏上跑步机开始30分钟的有氧训练，但通常我不会马上去做，而是会萌生出其他的想法：晚点再运动行不行？我能不能坚持跑下来？之后，我就可能把这件事往后拖，甚至放弃这一天的训练，安慰自己说休息一下也无妨。

　　在这件事情上，我的需求是通过运动换得健康的身体，但这种需求与行动之间，却不是直接关联的关系，它们中间还隔了一层"我的感受"。如果在产生需求的那一刻，我开始倒数计时：5、4、3、2、1，那么感受就被刻意屏蔽了，需求与行动则被直接关联起来。这个步骤，就是在夺回我们对自己的控制权。

　　其实，需求与行动之间的关系本来就很简单，通过行动去满足需求，仅此而已。

　　就像现在的我，意识到自己每天要完成至少5000字的稿件时，那我就会在默念5、4、3、2、1之后，立刻打开电脑。也许，空白的Word文档可能会让我产生短暂的不适，但它也会迅速唤起我对文字的记忆，我的记忆神经会自觉给予心理暗示：现在该写稿了，那么，我要确定什么样的主题跟立意呢？渐渐地，我就会进入写作状态。

　　是不是"5秒钟法则"太过简单？是的，很简单。但，我们的人生就是由一个又一个的5秒钟组合而成的，也是因一个又一个5秒钟浪费掉的，怎么选择全由你来定。

Part 12

情绪化进食｜与食物
和解，与情绪和解

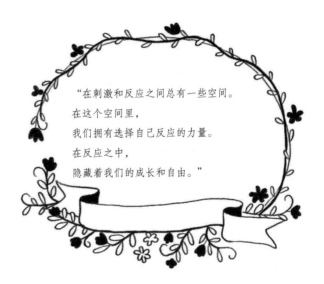

"在刺激和反应之间总有一些空间。
在这个空间里，
我们拥有选择自己反应的力量。
在反应之中，
隐藏着我们的成长和自由。"

［案例呈现］艾莉森的故事

这是来自BBC《完美记录》纪录片一个真实案例。

英国科学家们找到了75位身体超重的志愿者进行实验，并根据激素、基因和心理素质，将这些受试者分成三组。故事的主人公艾莉森，被分在了情绪化进食小组，而这也是艾莉森在生活中遭受的最大的困扰。她总是在依靠进食来缓解压力，压力越大，越倾向于高糖高脂肪的食物。明知道这样做不好，却怎么也控制不了。

在艾莉森心里，食物与她之间有一种"非正常"关系，而这一关系的起源要追溯到她童年时期。当艾莉森还是一个小女孩的时候，她经常受到惩罚和虐待。每当她淘气了、不听话，不认真写作业，或是做错事时，父母就会惩罚她。惩罚的方式就是不允许她吃饭，或是逼着她吃类似被水泡过的面包那样的糟糕食物。

对艾莉森来说，在很长的人生阶段里，吃饭于她就是一种惩罚。正因为此，她对事物滋生了强烈的渴望和依赖。从15岁时开始，每当她遇到压力和沮丧的事情时，就会用狠狠吃一顿的方式来"化解"，且会选择不健康的食物。

这种行为模式，一直持续了50年，哪怕是艾莉森结婚生子，有了自己的家庭，过上了幸福的生活以后。每当她觉得心情不好时，还是会径直地走向厨房寻找食物，借此发泄情绪。

　　艾莉森一直认为，因为童年期遭受的惩罚导致她过度依赖食物。然而，在科学家和医生对她进行检查之后，对她的诊断是——情绪化进食。

🦌 心情不好，吃一顿就好了吗

现实生活中的"艾莉森"并不在少数，心情不好就吃一顿，并将其作为"安慰"自己的一种方式。他们中的很多人都像艾莉森一样，根本没有意识到，这是"情绪化进食"。

什么是情绪化进食呢？简单来说，就是饮食被情绪所影响的问题。情绪感受可能会影响饮食的很多方面，如吃东西的意愿、选择的食物、进食的场所、伙伴和速度。

美国资深临床心理学家珍妮弗·泰兹认为，情绪化进食往往存在以下表现：

· 在身体并未感到饥饿或是已经吃饱的时候吃零食

· 在吃了足够的健康食物后仍然感觉不到满足

· 对某种特定的食物充满强烈的渴望

· 在嘴巴塞满的时候还在急迫地囤积食物

· 在进食的时候感觉到情绪放松

· 在经历压力事件的过程中或之后吃东西

· 对食物感觉麻木不仁

· 独自进食以躲避他人的目光

这样做真的有用吗？事实上，当我们因为情绪而选择进食时，也许能暂时把情绪压制住，但没办法让情绪真正消释。相反，这样的行为还可能会给我们增加心理负担，演变成对体重渐增、身材走样的羞愧与焦虑。

情绪化进食不是因为生理性饥饿，而是由情绪导致的。很多情绪化进食的朋友，大概也注意到了这样一个事实：自己一旦产生任何强烈的情绪，直接就跳到吃喝上去，根本不去体验这种情绪本身是什么滋味。说白了，就是丧失了与自己情绪的接触，一有情绪就选择用进食来应对，既无法准确识别自己的情绪是什么，也感受不到情绪要传达的信息。

有一位曾被情绪化进食困扰的女孩，向我详细地描述过这样一段情景：

"昨晚，我突然感觉心烦意乱、坐立不安，我不知道自己是怎么了，也不确定是因为什么？我想起厨房里剩下的那一盘水饺，觉得它会让我感觉好一些，然后我就直奔那盘水饺去了……吃的时候觉得挺开心的，也喜欢水饺的味道，想着能吃自己喜欢的食物是一件挺幸福的事。可是，吃完之后，我才意识到自己吃多了，胃有点儿撑，不太舒服。就在那一瞬间，享受水饺的快乐全都不见了，我的头皮忽的一下像是冒了汗，想到了这盘水饺的热量，想到了已经失控的体重，以及肥胖引发各种慢性病的概率……心烦意乱的感觉，似乎又回来了。"

为什么"吃一顿"解决不了问题呢？

其实，女孩已经告诉了我们答案：她不知道自己怎么了，也不确定是因为什么，也就是说，没有意识到"心烦意乱"的原因，即这种情绪和感受是从什么时候开始的？是什么事件触发了它，怎么触发的？这些问题她都没有重视，直接选择用进食来安慰自己。

吃东西的时候，暂时把情绪放到了一边，她觉得很享受。然而，吃完之后呢？情绪的根源问题还在那里，并没有得到解决。与此同时，她又多了一个新的问题和压力：吃下身体本不需要的食物和热量，增加了肥胖和患病的风险。

你猜一猜，接下来还会发生什么？没错，过了一个多小时，她再次用吃东西来抵消"心烦意乱"的情绪。这就是情绪行进食的一个怪圈：依赖吃东西驱散消极情绪，获得片刻的快乐。久而久之，对食物形成了难以控制的依赖。

那么，能否不依靠食物，让我们自身产生积极的情绪呢？

当然，每个人都有能力做到。前提是，我们要学会与自己真实的情绪连接，而不是用进食来压抑这种情绪或分散注意力。要知道，情绪是一个触发生存行为机制的简单便捷的信号，可以为我们提供重要的信息，让我们找到问题的根源，进而找到真正的解决之道。

🦌 与情绪建立连接的3个练习

当我们体验到了某种情绪，并通过进食的方式来回应时，可能会让这种情绪加剧，并由情绪化进食引发其他的负面情绪。所以说，情绪化进食的问题不是食物而是情绪，比起如何限制自己进食而言，学会如何去对待情绪，如何与情绪建立连接，更为重要和有效。

对情绪化进食者来说，与自己的情绪建立连接，需要一个学习和适应的过程。美国心理学家珍妮弗·泰兹在《驾驭情绪的力量》一书中，提出过3个与之相关的练习，我们可以借鉴参考，以帮助情绪化进食者在负面情绪来袭时，开启一个全新的、正确的缓释压力之道，而这也是告别情绪化进食的第一步。

· 练习1：对情绪的关注与觉察

准备一个笔记本、一支笔，尽量做到不加评判地回答下面的问题。这样做是为了收集信息，如果在做练习的过程中，你感到心里不舒服，那么请试着关注这些感受，然后温和地把自己的注意力拉回到这些问题上来。

Q1：回想你上一次暴饮暴食或在并不感到饥饿的时候吃东西时的情境：当时你在什么地方，和谁在一起？发生了什么事情？或即将有什么事情发生？

Q2：现在事情已经过去一段时间了，请你尽量回想一下：当时你出现的情绪是什么？你的感受又是什么？

Q3：那个情绪是如何影响你的饮食的？具体说说，你吃的是否比自己想吃的更多？或是比自己平时吃东西的速度更快？又或是吃了自己平时不太会吃的东西？

Q4：再回想一下，你在以那种方式进食之后，有什么样的情绪和感受？

当你开始真正关注那些导致暴食的感受时，你就是在练习把自己的觉察力带进日常的习惯里。这个练习可以反复去做，每次都尽力带着情感而不带评判，它会给你提供一个全新的视角，让你看到自己的情绪和饮食是如何互动的。当负面情绪来袭时，可能保持这样的视角比较困难，但随着练习的增多，你会感受到自己越来越懂得识别情绪，你会告诉自己："嗯，这是焦虑的感觉，就是那个引发我进食的诱惑。"识别出了焦虑情绪，就可以采取应对焦虑的方式，而不是去盲目地进食。

· 练习2：思考负面情绪的功能

每一种情绪的存在都是有意义的，它会带给我们有用的信息，特别是负面情绪。只是，当负面情绪来袭时，我们会感到很不舒服，想要逃避而不是去感受它们，这是完全可以理解的。这个练习就是为了让我们与自己的情绪待在一起，理解它的功能，以及我们的感受，并根据这些信息来开展积极有效的行动。

下面是一个范例，可供参考：

Q1：发生了什么事情，让你产生了情绪化进食的冲动？

——客户对我的方案不太满意，提出了修改意见。

Q2：此刻的你出现了什么样的情绪？

——焦虑。

Q3：焦虑的情绪想要告诉我什么？

——我需要停下手里的工作，花费时间和精力去修改。

Q3：焦虑的情绪想要告诉其他人什么？

——当我有这种感觉的时候，很难平静地去处理问题。

Q4：这个情绪想让我做出什么行动？

——回答1：吃东西

——回答2：与客户沟通，说明具体情况，争取改动幅度小一些。

Q5：这个行动对我有好处吗？

——回答1：没有。

——回答2：有。

·练习3：思考对情绪的信念

情绪之所以会对我们的行为发生影响，是因为我们有关于情绪的信念。

以我自己为例：过去很多年都认为"愤怒"是不对的，这种信念导致我在对一些人或事感到不满时，不会去表达，而是压抑在心里，因为我觉得发脾气是"不好的"。当我意识到了这一点时，也明白了愤怒是正常的情绪，只是要学习用恰当的方式表达以后，我就能够与自己的愤怒情绪和平共处了。现在要做的这个练习，就是帮助我们觉察自己对情绪的信念，提醒自己当情绪发生的时候该怎样应对。

请试着在笔记本上列出你对不同情绪的信念，特别是那些会触发你情绪化进食的情绪。以下是范例，可供参考：

Q1：哪种情绪比较容易触发你情绪化进食？

——快乐。

Q2：你对这个情绪的信念是什么？

——我没有资格享受快乐。

Q3：这些信念如何影响你？

——每次体验到快乐或是自得其乐时，我会感到羞愧，感觉"对不起"父母，他们都没有享受过快乐，一直过得很辛苦。

Q4：这对你有帮助吗？

——没有，我的羞愧会让自己难受，而父母从来就不知道这些。

Q5：对这个情绪的其他可能看法？

——每个人都有资格享受快乐，我也一样。虽然父母过得辛苦，但他们应该也希望我过得开心。快乐能带给我热情和动力，让我有条件回馈给父母一些好的东西。

想要与情绪建立连接，实现和平共处，就要不带评判地关注自己的感受，对情绪有一个精准的识别。你需要知道它是什么，但不用去评判它，因为情绪就是情绪，无法定义你这个人。这样做的好处在于，防止我们被情绪绑架，仅仅因为自己有某种情绪就认为自己"不好"。在了解了自己的情绪是什么以后，就可以有针对性地去处理它了，而这也是解决问题的根本。

🦌 全然接纳情绪，才能和平共处

解决情绪化进食的第一步，是正确识别自己的感受和情绪，这需要我们去了解常见的情绪类型，如恐惧、焦虑、愤怒、羞愧、内疚等，并知晓这些情绪出现时会有哪些心理和生理反应。这部分的功课，需要在日常生活中结合自己的情况多留意、多总结，做到心中有数。

在能够正确识别情绪以后，就要学习如何与情绪共处了，而共处的前提是接纳自己的情绪。对于情绪化进食者来说，这是一个艰难的过程。毕竟，人的本能是趋乐避苦，没有谁愿意承受痛苦，更没有谁乐意接受镜子中照射出的让自己都感到难堪的体型。然而，心理学家卡尔·罗杰斯告诉我们："一个奇怪的悖论就是，只有我接纳了自己，才能去改变自己。"

到底什么是接纳呢？所谓接纳，就是有目的地采取开放的、不加评判的、包容的态度去接纳现实，对事物本来的面目作如是观。接纳不仅仅是行为上的，还有心理上的，这就好比，你表面上接纳了自己超重的事实，可每次照镜子的时候，你还是忍不住厌恶自己目视可见的臃肿，这就算不上全然接纳，也没办法缓解煎熬的处境。下面，我们借助一个真实的案例，来详细了解一下对待负面情绪的全然接纳。

雷小姐35岁，离异两年。经人介绍，她认识了L男士，两人约见了几次，相谈甚欢。原本，他们定好这周五下班后去吃西餐，结果对方却在约定时间的前1个小时，打电话取消了这次约会，给出的理由很简单："我感觉不太舒服。"

这让雷小姐很不舒服，她感觉自己受到了轻视。此时，雷小姐的脑子里立马冒出了一个想法：他不喜欢我。庆幸的是，雷小姐很快觉察到了，并且提醒自己说：只是一个想法而已。同时，雷小姐还意识到，她在听到对方取消约会的那一刻，心跳开始加速，面部肌肉紧绷，她注意了一种让她回顾上一次恋爱中的失望情境体验的力量，但她没有屈服，而是回到了当下对L男士取消约会所产生的情绪本身——不知道该怎么度过这个周五的夜晚，也害怕自己对L男士的一番感情会得不到回应。

最初，雷小姐本想点一份重口味的外卖来安慰自己、哭鼻子，然后给L男士打电话，取消原计划下周三陪他去看的足球赛。这种想法就是"以牙还牙"，你怎么对待我，我就怎么回应你！但，这依然只是一个想法，雷小姐并没有这样做，她选择了跟自己的感受相处。

雷小姐意识到，她在内心深处很希望能更多地了解L男士，所以冲动行动并不能帮助她实现这个目标。毕竟，她的深层价值观是与人建立深层次的情感连接，同时她也很看重自尊心。所以，她决定晚上一个人去吃西餐，吃完后再回家看一场电影。

周六早上，雷小姐给L男士打电话问候他。她的语气很温和，充满关爱，且表达了自己想要和对方坦诚沟通的意愿。虽然她感觉到自己在说这些话的时候，L男士有点不太适应，但她没有选择退缩或急着转换话题，而是依旧保持着自己的温和态度，并询问L男士临时取消约会是不是表明他对自己不太感兴趣？L男士回应说，他感冒了，也希望放慢一下节奏。

雷小姐意识到这是一个模棱两可的回答，面对模糊和不确定的结果，会加重她的焦虑不安。但是，她依然保持住了开放和感兴趣的态度，让男士L也感受到，并告诉对方自己愿意进一步了解他。

这就是一个生活中很常见的情境，我们都看得出来，雷小姐遇到的问题让她当下感觉不舒服，可她没有急着找一个快速且不健康的方式去解决，比如：吃垃圾食物，或者冲动行事，那些都是回旋在她脑子里的想法，她允许它们存在，却没有屈从于想法。她选择了和自己的感受待在一起，从中了解一些信息，并做出更加成熟理性的选择：温和坦诚地与对方沟通，用爱和关注来善待自己，善待他人。

当熟悉又痛苦的情绪冒出来时，请你试着像雷小姐一样做：和自己的情绪待在一起，看着它，安抚它，陪伴它，让它知道你已经认可它了，并允许它存在。当你觉知自己的情绪时，就在你和情绪之间创造了一个空间；当你接纳了自己的情绪时，你的内在就会升起一股力量，让你不再那么焦虑、恐惧，排斥令你痛苦的情绪。

🦌 正念饮食：静下心来好好吃饭

哈佛大学的研究者通过iPhone手机上的一个应用追踪了2250名成年人，在每天的不同时段询问他们："此时此刻你所想的事情，是否与你此时此刻所做的事情不一样？"研究发现，当人们心中所想的事情和当前所发生的事情不一样时，人们容易感到闷闷不乐。

这使我不禁想到了"禅"：弟子询问师傅，究竟什么是禅？师傅只说了一句话：吃饭时吃饭，睡觉时睡觉。看似简单至极的一句话，却是禅意十足。当一个人完全投入到当下的事情中时，不管这个事情多么简单卑微，都能够感受到无穷的乐趣，这就是正念的力量。

正念是一种聚焦于当下、灵活且不带有评判的觉察。那些饱受情绪化进食困扰的人，在进食的过程中，并没有让"所想"与"所做"达成一致。他们只是用进食来阻止自己的感受，有时会选择狼吞虎咽，无法细细品尝食物本身的味道，且在吃下食物以后也没有获得满足感，反倒是产生了深深的内疚与自责，因为嘴里吃的是蛋糕，心里想的却是高热量、不健康。

对情绪化进食者来说，学会正念饮食，即静下心来好好地吃一顿饭，充分关注自己的食物、渴望以及进食时的身体感受，至关重要。这种有意识地进食，能够帮助我们提高对身体饥饿感和饱腹感的认识，区分是情绪化进食还是真实的身体饥饿。

那么，正念饮食都包括什么呢？或者说，要实践正念饮食需要做什么呢？

·仪式

所谓仪式，就是引导我们的意念安静下来，可以专注做一件事情的特别的动作。饭前认真洗手，放一段轻柔的音乐，拍一张静美的照片……只要是为了好好吃饭而进行的准备，都可以成为一种自然而然的仪式感。我平时最喜欢的吃饭仪式是拍照片，原因有两点：其一，可以延迟进食，给自己一个思量情绪和欲望的机会；其二，回顾自己每天的饮食情况，能够精准地进行记录。

·专注

一心一意地吃饭，不看电视，不看手机，不思考工作，放下所有的杂念，把当下这一刻的心理、情感以及身体上的状况，与意念融为一体，即所想和所做达成统一。如果吃饭的同时做其他事情或是心不在焉，就无法充分感受吃饭这件事带来的满足感和愉悦感。

·慢食

无论身在何处，与谁一起，都要记得放慢吃饭的速度。大脑和胃需要花费20分钟的时间，才能够就饱腹感达成一致。如果进食的速度过快，往往在感觉饱的那一刻，已经吃掉了过量的食物。放慢速度，可以观察到自己生理上的饥饿程度，且只有在真正感到饥饿的时候，再继续进食。

·细品

吃东西本身是值得享受的一件事，要细心去品尝不同食物的味道，让每一份入口的食物，都能在味蕾中停留，散发出绵长的满足感。就如最寻常的米饭，你能否在吃第一口饭的时候，触到它的温度，嗅到它的饭香味，感受到它的软硬度，以及米饭本身的香甜味道。

· 半饱

身体和心灵都需要"留白"，不能占得太满。所以，吃饭吃到七八分饱就可以，太少了会饿，太多了会撑，胃里感到舒服，心里也会感觉平静。

· 清淡

清淡，是指在膳食平衡、营养合理的前提下，口味偏于清淡的饮食方式：减少炒、爆、煎、炸、烤，尽量选择清蒸、白煮、凉拌等，少加调料，让所有的食材都保持最本真的风味，保留最大的营养价值，降低脾胃消化的消耗。这样的饮食，更能给人带来祥和、宁静和健康。

如果你正在遭受情绪化进食的困扰，但愿这部分的内容能够给你带来的一些启示和帮助。我还有一个建议，你可以尝试仔细规划自己的每一餐，正念地饮食，同时接纳自己的情绪和退步。哪怕偶尔一次又触发了情绪化进食，也要学会自我理解和关爱，提醒自己："我意识到了，下顿饭不这样吃了"；或者提出补救的措施："我明天试着轻断食，让肠胃休息一下"，这比自责与内疚更能让你转向积极的行动。

真心地祝愿你：往后余生，与食物和解，与情绪和解，与自我和解。